-증보판-

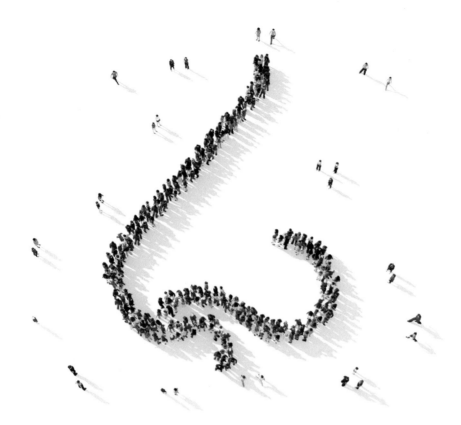

건강한 **코**를 위한

코 사용설명서

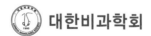 대한비과학회

군자출판사

건강한 **코**를 위한

코 사용설명서

초 판 발행 | 2017년 3월 10일
증보판 인쇄 | 2018년 7월 9일
증보판 발행 | 2018년 7월 13일

지 은 이 대한비과학회
발 행 인 장주연
출 판 기 획 박미애
편집디자인 주은미
표지디자인 김재욱
일 러 스 트 이호현
발 행 처 군자출판사(주)
　　　　　등록 제 4-139호(1991. 6. 24)
　　　　　본사 (10881) 파주출판단지 경기도 파주시 서패동 474-1(회동길 338)
　　　　　Tel. (031) 943-1888　　　　Fax. (031) 955-9545
　　　　　홈페이지 | www.koonja.co.kr

ISBN 979-11-5955-332-5
정가 15,000원

건강한 **코**를 위한

코 사용설명서

편집위원장

이승훈   고려대학교 이비인후과

편집위원

강일규   가천대학교 이비인후과   신재민   고려대학교 이비인후과
권재환   고신대학교 이비인후과   조석현   한양대학교 이비인후과
김대우   서울대학교 이비인후과   최지호   순천향대학교 이비인후과
김현직   서울대학교 이비인후과   허성재   경북대학교 이비인후과
김효열   성균관대학교 이비인후과   홍석진   한림대학교 이비인후과

집필진

강일규   가천대학교 이비인후과   이재용   순천향대학교 이비인후과
강제구   국립중앙의료원 이비인후과   장 철   장철이비인후과의원
김동영   서울대학교 이비인후과   정영준   단국대학교 이비인후과
김종엽   건양대학교 이비인후과   정용기   성균관대학교 이비인후과
김현준   아주대학교 이비인후과   조규섭   부산대학교 이비인후과
배우용   동아대학교 이비인후과   조재훈   건국대학교 이비인후과
예미경   대구가톨릭대학교 이비인후과   조형주   연세대학교 이비인후과
원태빈   서울대학교 이비인후과

우리 주위의 여러 매체에서 보도되는 내용을 보면, 바야흐로 건강 정보 홍수의 시대가 도래한 것 같습니다. 텔레비전을 한두 시간만 보더라도, 혹은 지하철 계단을 올라가는 짧은 순간에도 건강에 대해 알려주는 많은 내용들을 볼 수 있습니다. 축농증에는 이런 치료법이 좋다더라, 비염에는 저런 음식들이 좋다더라, 선전하는 내용들을 보고 있으면 누구나 이런 치료를 받기만 하면 내 병이 곧 나을 듯 한 생각이 들게 마련입니다. 하지만 넘쳐나는 정보 속에서 군더더기 없이 내게 딱 맞는 지식을 얻기란 쉽지 않은 듯 합니다. 또한 의료정보의 전문가인 의사를 찾아가도 짧은 진료시간에 궁금한 점 한두 가지 이상 묻기 힘들게 진료실을 돌아 나와야 하는 경우가 다반사인 것은 저희 의사들도 부끄러워해야 할 점이라 생각합니다.

이번 "건강한 코를 위한 코 사용 설명서"는 범람하는 정보의 홍수 속에서 건강하게 코를 관리하기 위해 신뢰할 수 있는 정확한 지식을 전달하고자 대한비과학회에서 2년 간에 걸쳐 여러 코질환 분야의 전문가에게 의뢰하여 제작하였습니다. 이번 책자에서는 이비인후과를 방문하게 되는 주요 코질환인 코피, 비염, 축농증, 비중격, 후각이상, 비강 이물질 등에 대해 국민들의 눈높이에서 질환을 의심하는 경우 및 진단 방법, 치료의 종류 및 주의점 등에 쉽고 정확하게 말씀 드리려 노력하였습니다. 뿐만 아니라 최근 관심이 증가하고 있는 코골이, 편도선, 그리고 코막힘과 외형을 동시에 교정하는 기능적 코성형 등에 대해서도 치료의 최신 경향과 치료의 선택 시 알아야 할 점 등을 알려 드리려 노력하였습니다. 앞으로도 우리 대한비과학회는 코질환에 시달리는 여러분들과 소통하고자 지속적인 노력을 기울일 것이며 비록 작은 시작이기는 하나 이 "건강한 코를 위한 코 사용 설명서"가 여러분들께 코질환 및 치료에 대한 이해를 높일 수 있는 자그마한 지침서가 되기를 기원하겠습니다.

끝으로 이 자리를 빌어 "건강한 코를 위한 코 사용 설명서" 발간을 위해 많은 시간과 노력을 들여 헌신하고 수고해주신 김효열 편집위원장과 모든 집필진께도 진심으로 큰 감사를 드립니다.

2017년 3월
제9대 대한비과학회 회장 이흥만

증보판을 내며…

지금 우리 모두는 감당하지 못할 정도의 정보 홍수 속에서 살고 있습니다. 하루가 다르게 양산되는 많은 건강에 대한 정보로 인해 실상 자신의 건강에 대하여 돌이켜보거나 올바른 건강지식을 갖기 어려운 것이 현실입니다. 이에 이비인후과 의사들 중 코를 전문으로 진단, 치료하는 대한비과학회의 코 전문 의사들이 이 책을 대하는 모든 분들께 자세하고 정확한 의료지식을 전달하고자 2017년 3월에 코 사용 설명서란 이름으로 책을 출간하게 되었습니다. 이 책은 과거 출판된 책에 대한 보완판으로 전판에서 부족했던 내용과 그림 부분을 일반적인 국민들의 눈높이에 맞추어 알기 쉽고, 자세하고, 정확하게 설명해 놓았습니다. 여러분들이 편안하게 접근하여 어려운 의학에 대한 지식을 쉽게 접근할 수 있게 풀이해 놓았습니다.

건강한 코를 위한 코 사용 설명서는 우리 국민들의 코 건강에 도움이 되기 위해 대한비과학회 모든 구성원들이 심혈을 기울여 만든 책입니다. 코의 구조와 기능을 시작으로 건강한 코 관리까지 총 15파트로 구성되어 있으며 실제적인 그림을 기본으로 설명이 되어 있어 이해하기 쉽도록 되어 있습니다. 이 책이 여러분 모두의 코 건강에 조금이나마 도움이 되는 코 건강 지침서가 되었으면 하는 바람이며, 또한 여러분들의 건강에 작은 보탬이 될 수 있었으면 합니다.

마지막으로 이번 보완판에 많은 시간과 수고를 아끼지 않으신 이승훈 편집위원장과 편집위원 및 집필위원 모두에게 감사의 뜻을 전합니다.

2018년 7월
대한비과학회 회장 조진희

Contents

PART

1

코의 구조와 기능

+ 들어가며

환자들에게 코 안의 구조를 보여주면 새로운 세계를 보는 듯한 표정을 합니다. 그리고 코 안의 정상적인 구조물을 보고도 비정상은 아닌지 묻곤 합니다. 이렇듯 사람들은 '나의 코가 하고 있는 일'이 무엇인지 '나의 코는 건강하게 관리되고 있는지'에 대해 평소에 관심을 갖고있지 않습니다. 코는 이비인후과 의사에게도 복잡한 구조로 되어 있지만, 모두가 쉽게 이해할 수 있도록 설명해보려고 합니다. 코의 구조와 기능을 이해하면 코에 발생할 수 있는 병의 치료 및 대응방법을 알 수 있습니다. 지금부터 코의 신비한 세상으로 들어가 볼까요?

코의 내부는 어떻게 생겼나요?

　우리 코는 두 개의 콧구멍을 갖고 있습니다. 코 안에도 '비중격'이라는 벽으로 인해 두 개의 공간으로 나눠져 있습니다. 미술시간에 하는 데칼코마니처럼 양쪽의 크기가 같다고 생각할 수 있지만 두 개의 공간은 서로 크기가 다릅니다(그림 1-1). 코 안에는 공기가 흐르는 '비강'이라는 공간과 '부비동'이라고 불리는 여러 방이 미로처럼 구성되어 있습니다(그림 3-1). 비강과 부비동은 우리가 숨 쉴 때 코로 들어온 공기를 데워주고 신체에 적정한 습도로 맞춰주는 역할을 합니다. 또한 이물질방어, 공명작용(소리울림), 냄새 맡기 등 다양한 일을 하고 있습니다. 한 가지 예를 들어 부비동이라는 빈 공간이 뼈로 채워져 있다면, 우리는 얼굴이 무거워져서 얼굴을 들 수 없거나, 계절에 따라 춥거나 더운 공기가 코로 들어올 때 조절이 안되어 숨쉬기 힘들게 될지도 모릅니다.

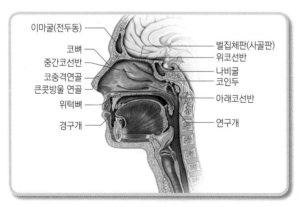

그림 1-1 코의 구조

얼굴중심부에 자리 잡고 있는 코는 냄새를 맡는 후각기관이자 공기가 드나드는 호흡계통의 입구이다.

코와 입의 숨 쉬는 방법이 다른가요?

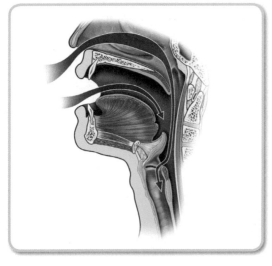

그림 1-2 코의 기능
찬 공기가 코를 통과하면서 이물질이 여과
되고 적절히 가습된다.

입안이 마르고 이물감이 느껴져서 불편함을 호소하는 환자들이 있습니다. 이때 이비인후과 의사들이 가장 먼저 하는 질문은 "숨을 입으로 쉬나요?, 코로 쉬나요?"입니다. 그때 환자들의 대부분은 본인이 어디로 숨을 쉬는지 잘 모르거나 왜 이런 질문을 하는지 이해하지 못합니다. 정확히 강조해서 말하자면 숨은 반드시 코로 쉬는 것이 좋습니다(그림 1-2).

코로 숨 쉴 때 코의 역할은 크게 세 가지로 나눠집니다. 첫째는 온도 및 습도조절입니다. 영하 30도의 남극이나 영상 40도가 넘는 고온의 상황에서도, 폐에 들어가는 공기를 우리 몸에 적정한 온도와 습도로 맞춰줍니다. 이는 현재 개발되어 있는 가습기, 제습기보다 훨씬 더 정교한 역할을 하고 있습니다. 두 번째는 이물질 정화입니다. 봄이 되면 우리를 괴롭히는 미세먼지, 황사 등 먼지를 걸러주는 기능을 하고 있습니다. 만약 입으로 숨을 쉰다면 정화되지 않은 나쁜 공기들이 폐로 바로 들어가게 됩니다. 세 번째는 아동기 구강구조 형성입니다. 비염 혹은 부비동염(축농증), 아데노이드 비대증으로 인해 코로 숨을 쉬지 못해 입을 벌리고 지내는 아이들이 있습니다. 이 같은 증상이 오랜 기간 지속된다면 얼굴이 달처럼 둥글게 되어 구강구조에 악영향을 끼치게 됩니다. 결국 성인이 되어 교정을 해야 하는 상황이 발생하며, 코골이 및 수면무호흡까지 이어질 수 있음에 유의해야 합니다. 따라서 어릴 때부터 코로 숨 쉬는 것에 대한 중요성을 인지하고 자녀의 호흡법에 대해 관심을 갖는 부모님의 자세가 중요합니다. 직접 교육하기 어려우시다면 가까운 이비인후과를 찾아 전문가에게 상담받는 것을 추천드립니다.

코털을 뽑아도 괜찮은가요?

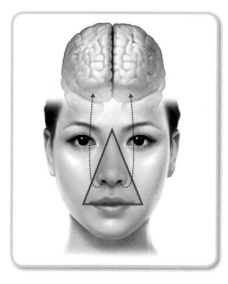

그림 1-3 얼굴의 위험 삼각지대

삼각형으로 표시된 곳에서 발생한 염증은 혈관을 통해 뇌로 직접 이동한다. 이곳에서 발생한 피부염증은 뇌막염 등의 심각한 합병증을 초래할 수 있어 주의해야 한다.

코털은 외부에서 들어오는 이물질을 막는 첫 번째 방어벽입니다. 우리가 코로 숨을 쉴 때 하루 1만 리터 이상의 공기가 코를 통해 들어오게 되는데, 이 공기에는 우리 몸에 꼭 필요한 산소뿐 아니라 각종 먼지, 진드기, 세균, 바이러스, 곰팡이, 자극성 가스 성분 등이 들어있어 우리 몸을 침범할 수 있습니다. 코털은 외부에서 들어오는 공기 속에 있는 비교적 큰 입자의 이물질을 걸러주는 기능을 합니다. 그런 이로운 역할을 하게 됨에도 불구하고 미관상 좋지 않다는 이유로 손톱 등을 이용하여 억지로 제거하게 되는데 이런 행동은 위험한 합병증을 만들 수 있으므로 주의해야 합니다.

코털 주변은 더러운 이물질로 덮여 있어 제거하는 과정에 피부가 손상을 받게 되면 염증이 발생할 수 있습니다. 이러한 염증은 대부분 자연적으로 치료되지만 염증이 발생한 부위를 계속 건드리면 주변에 있는 정맥을 통해 뇌혈관까지 염증이 파급되어 위험한 상황에 빠지게 됩니다. 따라서 코털제거를 원할 때는 깨끗하게 소독된 코털 제거기를 사용하는 것이 가장 좋습니다. 또한 억지로 코털을 뽑는 경우에는 모낭에 염증을 유발하거나 작은 혈관에 손상을 줘 코피가 날 수도 있으니 주의해야 하며, 이상 징후가 느껴질 때는 가까운 이비인후과를 방문해 전문가에게 치료받도록 합니다.

코털 관리 방법

1. 코털은 절대 손으로 뽑지 않는다.
2. 코털이 많이 자라고 이물질이 낀 경우는 소독된 코털 제거기를 이용해 제거한다.
3. 코털에 이물질이 많이 낀 경우 따뜻한 물로 충분히 적시면 쉽게 제거될 수 있다.
4. 코털을 뽑은 후 코 안에 염증이 생긴 경우 이비인후과를 방문하여 치료를 받아야 한다.

콧물을 삼켜도 괜찮은가요?

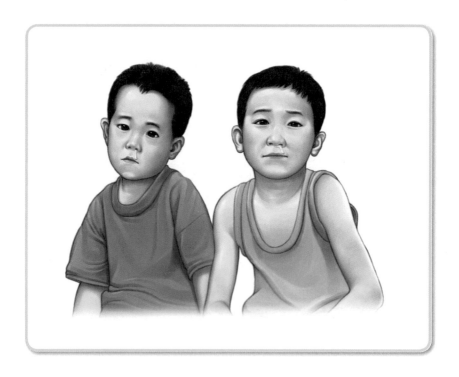

　TV에 나오는 옛날 장면을 보면, 콧물을 마시거나 줄줄 흘러내리는 콧물을 소매로 닦는 모습을 볼 수 있습니다. 콧물이 흘러도 닦을 휴지 한 장 없이 어려웠던 그 시대를 보여주는 추억의 장면이기도 합니다.

일반적으로 건강한 사람의 콧물은 대부분이 물로 이루어져 있고, 그 외에도 무기염(염분), 지질, 아미노산, 탄수화물, 백혈구를 비롯한 면역세포, 탈락한 코점막세포, 뮤신(당단백질) 등의 효소, 세균, 미생물, 먼지, 공기 중의 화학성분, 그리고 항바이러스 및 항균물질 등 인체에 유익한 다양한 물질들로 이루어져 있습니다. 그런 경우 콧물을 삼키는 것은 특별히 해로울 것이 없습니다. 그러나 바이러스에 의한 감기나 급성 축농증 등과 같은 세균성 감염의 경우 삼킨 콧물로 인해, 기관지나 폐로 염증이 전파될 가능성이 있습니다. 특히 어린 소아나 노인, 면역력이 떨어진 환자의 경우 특별히 조심해야 합니다. 콧물이 날 때, 코를 세게 풀거나 코를 후비는 경우 코 안의 점막이 헐어 코피가 날 수 있습니다. 특히 소아 코피의 대부분이 코를 파서 생기는 경우이며 이런 경우 초기에 병원을 방문하여 치료하는 것이 중요합니다.

색깔이 누렇거나 연두색같이 색이 짙은 콧물은 가급적 삼키거나 들이마시지 않는 것이 좋습니다. 콧물의 색깔에 따라 병의 종류를 의심해 볼 수 있는데 맑은 콧물이 나는 경우 감기 초기나 알레르기 비염을 의심해 볼 수 있고, 찐득한 코가 나올 경우에는 감기가 진행됐거나 급성 비부비동염이 치료되고 있는 과정, 누런 콧물이 나는 경우 급성이나 만성 비부비동염을 의심해 볼 수 있습니다. 또한 피가 섞여 나오는 경우 흔하지는 않으나 종양 등을 의심해 볼 수 있고, 악취가 나는 경우 악성 종양, 치성 부비동염, 위축성 비염 등을 의심해 볼 수 있습니다.

콧물 색깔에 따른 코질환의 종류

- 맑은 콧물: 감기 초기, 알레르기 비염
- 찐득한 콧물: 감기 중기, 급성 비부비동염
- 누런 콧물: 급성 부비동염, 만성 비부비동염
- 피가 섞인 콧물: 종양, 치성 부비동염, 위축성 비염

코 안이 건조할 때는 어떻게 하나요?

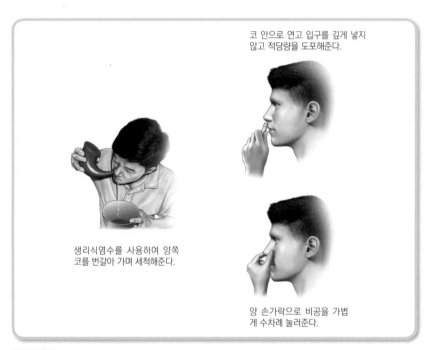

코 안으로 연고 입구를 깊게 넣지 않고 적당량을 도포해준다.

생리식염수를 사용하여 양쪽 코를 번갈아 가며 세척해준다.

양 손가락으로 비공을 가볍게 수차례 눌러준다.

그림 1-4 코 세척하는 모습과 코 안으로 연고를 도포하는 모습

겨울철이 되면 건조한 기후로 인해 다양한 문제가 생길 수 있습니다. 피부의 건조함을 느끼듯 코 안의 건조함을 호소하는 분들이 많습니다. 이런 건조한 느낌

은 겨울철에만 생기는 증상은 아니지만 고연령층은 환절기나 겨울철에 특히 건조감을 호소합니다.

코 안의 건조감은 주로 코 안 수분이 말라서 생기게 되는데, 수분의 양이 적거나 콧물의 점도가 증가하여 발생합니다. 특히 겨울철 습도가 낮은 경우에 잘 발생하며, 이런 경우 코점막과 섬모의 운동에 적합하도록 50~60% 정도의 실내 습도가 유지되는 환경으로 만들어 주는 것이 도움이 됩니다. 쉽게 할 수 있는 방법은 생리식염수를 주기적으로 분무하는 것이고 엔클비액이나 피지오머 등 시중에서 코 분무용으로 판매되는 제품도 있습니다.

콧속 건조함은 감기나 비염 등 여러 질환에 의해서 생길 수 있습니다. 이럴 때는 원인이 되는 질병을 치료하면 불편함이 사라지게 되며, 건조감이 심한 경우 직접적인 치료제 외에도 바르는 연고를 같이 병행하면 좋습니다. 또한 특정 약물 복용 후 건조함을 느꼈다면 이비인후과 전문의와 상의해 약물을 교체하거나 조절해야 합니다. 그 밖에 코의 이상 구조, 비염이 원인인 건조감은 수술을 포함한 치료를 받아야 합니다. 마지막으로 당부하고 싶은 것은 습관적으로 코를 만지거나 코딱지를 자주 후비는 것, 코를 세게 푸는 행위는 코 점막 손상 및 감염을 일으키기 때문에 반드시 삼가야 합니다.

Q6

콧등 종기 / 뽀루지
개선 방법은 무엇인가요?

콧등에 뽀루지가 생겨 병원을 자주 방문하는 환자들의 경우, 코를 자주 만지는 습관이 있습니다. 콧구멍 입구 안쪽 부분을 비전정이라고 하는데, 이 부위에는 포도상구균 등 여러 종류의 박테리아가 존재합니다(정상입니다). 그러나 코를 자주 만지거나 코털을 억지로 뽑을 경우, 박테리아에 의해 모낭염 및 종기를 일으킬 수 있습니다. 누구에게나 생길 수 있는 질환이지만 아토피피부염이나 알레르기 비염이 있을 때 코 가려움 증상으로 코를 많이 만지는 경우 발생이 증가할 수 있습니다. 종기의 크기가 작을 경우에는 항생제 연고로 치료가 가능하지만 큰 경우에는 경구용/주사용 항생제나 수술이 필요한 경우도 있으니 주의해야 합니다. 하지만 이보다 중요한 것은 코를 자주 만지는 습관을 개선하고, 코털 제거 시 소독된 코털 제거기를 이용해야 합니다.

Q7

여름과 겨울 중
언제 수술하는 것이 좋을까요?

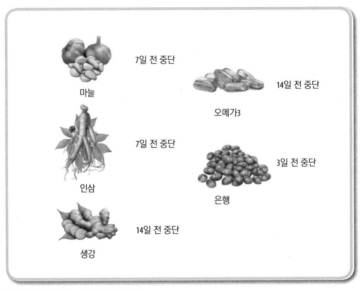

그림 1-5 수술 전 주의 식약품

마늘 — 7일 전 중단

오메가3 — 14일 전 중단

인삼 — 7일 전 중단

은행 — 3일 전 중단

생강 — 14일 전 중단

　　수술이 결정된 환자들이 가장 많이 하는 질문 중 하나는 "언제 수술하는 게 좋을까요?" 입니다. 실제 저라도 여름에 하면 덧나지 않을까, 겨울에 감기가 자주 걸리는데 그러면 결과가 나쁘지 않을까 당연히 고민이 될 것 같습니다. 결론부터 말하면 계절이 수술결과에 미치는 영향은 없습니다. 코의 중요한 기능은 외부의 여러 상황을 조절하여 폐에 일정한 공기를 전달하는 것입니다. 즉 외부의 조건에 큰 영향을 받지 않는 편입니다. 하지만 언제 하는 것이 좋은지 생각해 봐야 할 경우가 종종 있습니다. 일부 환자의 경우 감기가 잘 걸리는 시기를 환자 스스로 인지하고 있는 경우가 있는데, 이 시기는 피하는 것이 좋습니다. 감기에 걸리거나 알레르기 비염이 있는 경우, 그 발생 시기를 피하거나 충분한 치료 후 수술을 받는 것을 권유합니다. 가장 중요한 것은 수술 전후 2주 동안 흡연, 음주, 건강보조식품 섭취를 반드시 피하는 것입니다. 건강식품 섭취는 출혈 위험부담을 높이기 때문에, 출혈 위험성이 줄어든 후에 다시 복용하는 것이 좋습니다. 처방에 의해 출혈성 약물을 복용하고 있는 경우, 의사 권유하에 복용을 중단하고 안정을 찾는 것을 우선으로 합니다. 비부비동염 수술의 경우 꾸준한 치료와 관리가 있어야 효과가 높음을 이해하고 치료가 종료될 때까지는 몸 관리를 철저히 하는 것이 중요합니다.

수술시기 고려사항

1. 감기가 잘 걸리는 계절은 피한다.
2. 알레르기 비염이 있는 경우, 충분한 치료 후 수술하는 것이 좋다.
3. 흡연 및 음주는 수술 전후로 2주 이상 피한다.
4. 건강식품은 수술 및 치료에 큰 영향을 미칠 수 있다. 수술 전 반드시 중단해야 하며, 출혈의 위험이 줄어든 후 복용한다.

양쪽 코가 번갈아가면서
막히는 이유는 무엇인가요?

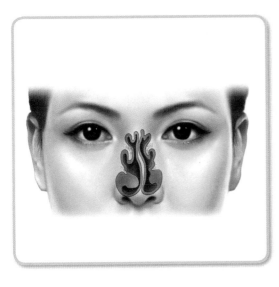

그림 1-6

비중격 만곡증 환자의 비강 내 모습

    코막힘을 호소하는 경우는 세 가지(양쪽 모두 막힘, 한쪽 막힘, 한쪽씩 번갈아 가며 막힘 증세)가 있습니다. 이같이 코막힘에도 여러 가지 패턴이 있으며, 한쪽만 막히는 경우에는 코의 구조적인 이상이 있는 경우가 많습니다만, 번갈아 막히는 경우는 코의 생리적인 현상 중 하나인 비주기에 의해 발생하는 경우도 많습니다. 비주기는 일정한 주기로 한쪽 비강이 다른 쪽에 비해 더 붓게 되는 현상으로 양쪽이 번갈아 가면서 붓게 됩니다. 정상 성인의 80%에서 비주기가 나타나며, 그 주기는 4~12시간으로 다양합니다. 여러 가지 요인이 비주기에 영향을 주는데 기온이 낮고 습도가 높으면 이러한 현상이 자주 일어나고 따뜻하고 건조한 환경에 노출될 경우 그 주기가 길어지곤 합니다.

이러한 비주기는 정상인에서는 불편하게 느끼지 못하고 지내는 경우가 많으나, 코 질환을 겪고 있는 사람은 증상악화로 불편함을 느끼게 됩니다. 예를 들어 비중격 만곡증이라 하여 비중격이 휘어져 한쪽이 좁아지는 병이 있습니다. 오른쪽으로 코가 휘어진(오른쪽 코 안이 좁음) 환자에게 오른쪽이 붓는 시기가 찾아오면, 오른쪽 공간이 왼쪽에 비해 매우 좁아지게 되어 오른쪽이 주로 막힌다고 느끼게 됩니다. 이 경우는 구조적인 문제에 의해 생기는 것으로 이해하면 됩니다. 또 알레르기 비염의 경우 양쪽 콧속이 부어 있게 되는데, 이런 경우 비주기에 의해 한쪽씩 더 붓게 되면 번갈아 가면서 막히는 것을 느낄 수 있습니다.

콧소리(비음)는 왜 나는 것인가요?

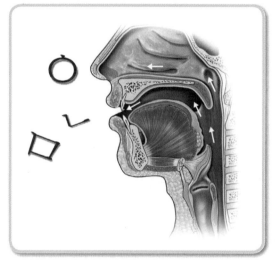

그림 1-7 콧소리(비음) 발생기전

콧소리가 고민이어서 이비인후과를 방문하는 환자들이 있습니다. 콧소리의 대부분은 코가 막히면서 발생합니다. 비강음 또는 비음은 구강 안에서 폐쇄를 만들어 폐로부터 온 공기를 막았다가 연구개를 낮추어 공기의 일부를 코로 내보내면서 소리를 냅니다. 한글 중 ㄴ, ㅁ, ㅇ이 비음에 해당되는 대표적인 자음입니다. 코가 막힌 경우, 비음을 발음할 때 소리가 코로 전달되지 못해 폐쇄성 비음이 생기게 됩니다. 하지만 구개열과 같은 선천성 이상이 있는 경우에는 비음이 아닌

발음에도 소리에너지가 코로 전달되어 개방성 비음이 생기곤 합니다. 코가 막히는 원인은 다양한데, 흔히 코감기부터 축농증, 비염 등이 있을 수 있고, 드물게는 종양으로 인해 발생하는 경우도 있으므로 콧소리가 오래 지속되는 경우 반드시 전문의와 함께 원인을 확인해 보는 것이 좋습니다.

✚ 나오며

우리는 1분에 15회, 1시간 동안 약 900회, 하루에 약 2만 번의 숨을 쉬며 살고 있습니다. 몸에서 폐로 공기를 들여보내는 최초의 관문이 바로 코입니다. 코가 우리 몸에서 차지하는 비중은 매우 큽니다. 특히 최근 들어 미세먼지와 같은 공기오염이 화두가 되고 있는 시점에서 코는 그저 냄새를 맡는 정도의 기능만 하는 것이 아닙니다. 코를 우리가 매일 들이마시는 공기를 몸에 이롭게 조절해주는 기관으로 이해한다면, 코에 발생할 수 있는 다양한 질환을 예방 및 대처할 수 있게 됩니다. 코에 발생한 문제에 대해 이비인후과 전문의와 상담하여 치료하는 것이 건강한 생활을 위한 지름길입니다.

PART

2

알레르기 비염

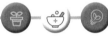

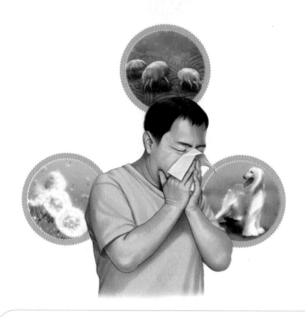

✚ 들어가며

오늘도 이비인후과 의사들은 전국 곳곳에서 환자들에게 알레르기 비염을 설명합니다. 하지만 그럼에도 알레르기 비염과 관련한 터무니없는 오해가 끊이지 않습니다. 또 비염에 특효라며 온갖 효과 없는 약품을 권하는 사람들이 넘쳐납니다. 안타깝게도 많은 환자가 이런 상술에 넘어갑니다. 어떤 비염 환자는 "콧물 젖은 빵을 먹어 보지 않은 사람은 비염에 대해 함부로 논하지 말아야 한다."라고까지 합니다. 환절기에만 잠시 스쳐 지나가는 비염 환자는 그래도 양반입니다. 일 년 내내 지속하는 비염 증상으로 일상생활마저 침범당한 비염 환자들에게 완치라는 상술은 머리로 부정해보지만 손은 지갑을 향하게 만듭니다. 비록 완치가 사기라는 암울한 이야기로 시작했지만, 희망이 없다면 이 이야기를 시작하지도 않았습니다. 지금부터 알레르기 비염 전문가들의 최신 견해를 살펴봅시다. 이번 이야기에 귀 기울이다 보면 자다가도 코가 뚫리고 콧물이 멈추는 기적을 느낄 수 있을 것입니다.

알레르기 비염이란 무엇인가요?

이비인후과 의사를 하면서 가장 많이 접하는 질문은 "비염이 완치될 수 있을까요?"입니다. 안타깝게도 알레르기 비염을 완치하는 것은 불가능합니다. 하지만 완치된 것처럼 코를 편하게 할 수는 있습니다.

알레르기 비염이란 코의 면역시스템이 오작동되는 현상을 말합니다. 사실 꽃가루는 몸에 전혀 해롭지 않습니다. 알레르기가 없는 사람들은 진드기와 함께 살아도 무병장수합니다. 사실, 여름 밤마다 윙윙거리며 사람 피를 빠는 모기에 비하면, 진드기는 귀여운 수준입니다. 그럼에도 불구하고 알레르기 환자는 꽃가루나 진드기의 부스러기만 봐도 긴장을 하며 비상상황이 됩니다. 조금이라도 코로 들어오는 것을 막기 위해, 우리 몸은 스스로 콧물을 만들어내고 재채기를 하게 합니다. 이것이 알레르기 비염 환자들이 겪는 현실입니다.

알레르기 비염은 환자의 면역시스템 오작동을 유발하는 원인(항원)만 제대로 파악한다면 회피요법(환경요법)을 통해 약 없이 치료가 가능합니다. 실제로 닭고기 알레르기 반응을 보였던 A환자는 평생 즐겨 먹던 치킨을 식단에서 제외하는 것만으로 비염약 복용을 중단할 수 있었습니다. 지금 이 책을 읽고 있는 당신도 알레르기를 유발하는 원인물질을 파악해 피한다면 비염에서 벗어날 수 있습니다.

알레르기 항원은 어떻게 알 수 있나요?

알레르기 항원을 파악하는 가장 정확한 방법은 알레르기 증상 일지를 작성하는 것입니다. 비염 증상이 심했던 날 먹은 음식은 어떤 것들이 있었는지, 다녀온 곳은 어디였는지, 그곳에 건담이 있었는지, 태권브이가 있었는지 상세하게 기록하는 것입니다. 하지만 일기 쓸 시간도 없는 현대인들에게 일지작성은 쉽지 않습니다. 그래서 병원에서 시행하는 것이 바로 알레르기 검사입니다. 가장 대표적인 알레르기 검사는 피부에 알레르기 항원을 발라서 두드러기가 생기는지 확인하는 피부단자 검사입니다. 피부단자 검사는 가장 정확한 검사 중 하나이지만, 알레르기 치료제 복용 중에는 두드러기가 나타나지 않아 정확한 검사가 불가능합니다. 이런 이유로 최근에는 투약 중에도 검사가 가능한 마스트 검사나 캡 시스템 검사를 시행합니다. 병원마다 약간의 차이는 있지만, 보통 40~60여 종의 알레르기 항원에 대해 검사를 시행하고 회피요법을 교육합니다.

알레르기 원인 파악방법

- 알레르기 증상 일지 작성
- 마스트 검사
- 피부단자 검사
- 캡 시스템 검사

진드기는 비염에 영향을 주나요?

회피요법과 관련해서 가장 방송을 많이 탄 것이 바로 집먼지진드기에 관한 이야기였습니다. 진드기는 국내 알레르기 비염 환자의 가장 흔한 원인항원입니다. 하지만 애묘인 협회와 애견인 협회가 늘 눈을 부릅뜨고 감시하기 때문에 보호단체가 없는 집먼지진드기만 늘 그렇게 때려잡는 것일지도 모릅니다. 하지만 집먼지진드기에 알레르기가 없는 환자가 진드기만 박멸한다고 비염 증상이 좋아지지 않습니다. 회피요법의 가장 중요한 원칙은 본인의 알레르기를 유발하는 원인항원을 정확하게 파악하고 그 원인 물질로부터 자신을 보호하는 것입니다.

집먼지진드기 알레르기 예방방법

국내 알레르기 비염 환자의 80%가 집먼지진드기에 알레르기 반응을 보인다.
다음의 지침을 숙지하고 실천해보자.

1. 양탄자나 두꺼운 커튼, 천으로 된 소파, 담요 등을 모두 없앤다.
   집먼지진드기가 숨기 좋아 보이는 장소는 모두 없애야 한다. 털이 복슬복슬한 인형이나 쿠션도 집먼지진드기의 온상이 되기 쉽다.

2. 소파는 플라스틱 계열의 커버를 씌운다.
   집먼지진드기의 주식은 비듬이다. 사람 한 명이 하루 동안 털어내는 비듬의 양이면, 수천 마리의 진드기가 석 달을 먹고 산다. 결국 사람이 집먼지진드기에게 먹이를 주며 키우는 꼴이다.

3. 진드기 방지 침구를 사용한다.
   초극세사(마이크로 화이버)나 '진드기 방지이불'이라는 이름으로 판매되는 제품을 마트나 백화점에 가면 쉽게 접할 수 있다. 천 자체도 중요하지만, 봉합 틈을 통해 진드기가 통과하면 효과를 제대로 볼 수 없으므로, 재봉 상태가 좋은 검증된 업체의 제품을 구매하는 게 좋다.

4. 실내온도는 20℃ 이하, 습도는 45% 이하로 유지한다.
   집먼지진드기는 따뜻하고 습한 곳을 좋아한다. 알레르기 비염 환자라면, 겨울철이라도 집 안 공기를 너무 따뜻하게 유지하는 건 좋지 않다. 가습기 사용도 마찬가지다. 45% 이하의 적당한 습도는 코 호흡을 편하게 해주지만, 그 이상의 습도는 진드기 번식을 유도할 수 있어 피해야 한다.

5. 60℃ 이상의 뜨거운 물로 침구류를 세탁한다.
   일반 침구류를 사용한다면, 적어도 2주에 한 번 이상 60℃ 이상의 물로 침구류를 세탁해야 한다. 이불솜에 살아 있는 진드기 알이 부화해서 침구 천을 뚫고 나오는 데 대략 10일 정도의 시간이 걸리기 때문이다.

6. 특수필터(헤파 필터)가 장착된 진공청소기도 도움이 된다.
   헤파 필터는 미세먼지를 걸러내기 위해 개발된 필터다. 이 필터가 장착된 진공청소기를 사용하는 것은 진드기와 진드기의 먹이가 되는 인설을 제거하는 데 효과적이다. 청소는 비염 환자가 직접 하기보다 알레르기가 없는 가족이 해주면 금상첨화다.

비염약도 내성이 생길까요?

알레르기검사 결과에서 진드기에만 알레르기가 있다거나, 닭고기나 밀가루 등 한두 가지 성분에만 알레르기 반응이 나타나면 다행입니다. 이런 경우는 회피요 법만 잘 지켜도 증상이 확연하게 나아집니다. 이럴 때 의사는 어깨가 절로 으쓱해 집니다. 하지만 문제는 너무 많은 항원에 알레르기 반응이 나타나는 경우입니다. 이럴 때는 별수 없이 비염약이 필요합니다. 그것도 장기적인 치료가 될 가능성이 큽니다. 환자는 투약 기간이 길어지면, 몸에 해롭지는 않을지 걱정하기 마련입니 다. 하지만 비염약들은 환자가 생각하는 것보다 훨씬 순한 약입니다.

비염 치료의 근간이 되는 항히스타민제는 개발된 지 무척 오래되어 그 어떤 약 보다도 안전성이 잘 확립되어 있습니다. 신생아나 임산부에게도 처방 가능한 약 이라고 설명하면 좀 더 이해하기 쉬울 것 같습니다. 그럼에도 비염약(항히스타민 제) 섭취 시, 몸이 나른해지고 잠이 쏟아지는 현상 때문에 '비염약은 독하다'라는 오명을 달고 삽니다. 독한 것으로 비교하면 진통제, 해열제보다 열 배 스무 배 안 전한 약이니 안심하고 섭취하세요.

비염스프레이의 스테로이드성분 괜찮은가요?

비염약 중에서도 비강분무형 스테로이드제제는 환자들을 불안하게 하는 약입니다. 스테로이드는 국내에서 마약과 거의 동급으로 알고 있는 사람들이 많습니다. 하지만 스테로이드라는 이름만 가지고 놀란다면, 이건 황소개구리가 황소만 할 것이라고 지레 겁부터 먹고 도망가는 것과 마찬가지입니다. 물론 스테로이드를 장기간 복용하면 여러 전신적인 부작용이 생기는 건 사실입니다. 그래서 개발된 약이 바로 비강분무형 제제입니다. 코에 뿌리는 방식의 이 약은 체내 흡수율이 미미합니다. 스테로이드 투약의 가장 흔한 합병증인 혈당 증가마저도 일으키지 않는 수준이기에 당뇨 환자에게도 처방이 가능합니다. 미국 FDA에서는 생후 24개월 이후부터는 비염스프레이를 사용해도 좋다고 허가한 바 있습니다. 비염이 심한 임산부에게도 먹는 약보다 먼저 권하게 되는 것이 비염스프레이입니다.

이비인후과 의사가 처방한 비강분무형 스테로이드제제는 매우 안전합니다. 비염 환자의 안전은 이비인후과 의사가 책임지겠습니다. 믿고 사용하세요.

비염스프레이 뿌리는방법

비강분무형 스테로이드제제는 무척 좋은 비염약이지만, 제대로 된 복약지도가 이루어지지 않아 효과를 보지 못하는 경우가 종종 있다. 다음 사항을 지켜가면서 이용해보자.

1. 분무 방향을 수평이 아닌, 수직에 가까운 방향으로 뿌리자. 정확히는 오른쪽 코에 뿌릴 때는 오른 쪽 눈을 향해 뿌리는 게 정답이다. 코 안은 생각보다 넓은 공간이며, 일반인이 생각하는 것보다 위쪽으로 더 많은 공간이 있다.

2. '억' 소리를 내어, 코 뒤를 입천장으로 막은 뒤 스프레이를 뿌리자. 약이 코 안에 오래 머물 수 있도록 도와주어, 약의 효과를 높인다.

3. 코 세척 이후에 뿌리면 더 좋다. 코 안이 분비물로 가득 찬 상태라면, 약이 제대로 점막에 닿지 못한다. 생리식염수 등으로 코 세척을 한 뒤, 분무하면 효과가 배가 된다.

4. 최소 일주일은 꾸준히 뿌려보자. 비염스프레이는 먹는 약만큼 효과가 빠르게 나타나지는 않는다. 규칙적인 사용을 위해 비염스프레이를 치약 옆에 두고 양치질하기 전에 사용해도 좋다.

비염수술은 재발률이 높다는데,
진짜인가요?

투약과 스프레이치료에도 환자의 불편감이 줄어들지 않을 때 고려하는 것이 비염수술입니다. 환자들은 한 번의 수술로 비염 완치를 꿈꿉니다. 결과부터 말하자면 불가능합니다. 수술을 통해 '알레르기 체질'을 바꿀 수는 없습니다. 대신 코점막의 부피를 줄여서 비강의 숨길을 넓히는 것은 가능합니다. 그래서 비염수술을 받게 되면 코막힘 개선에 높은 만족감을 보입니다. 콧물 증상도 완전히 사라지지는 않지만, 틀림없이 줄어듭니다. 알레르기 체질을 바꾼 건 아니더라도 콧물을 분비하는 코점막의 표면적을 줄여줬기 때문입니다. 수술로 가장 개선 효과가 적은 증상은 소양감이나 재채기 등입니다. 그래서 의사들은 환자에게 가장 불편한 증상이 무엇인지부터 묻고 수술 진행 여부를 결정합니다. 코막힘이 가장 불편한 증상이라면, 비염수술도 자신 있게 권할만합니다. 그만큼 수술 후 환자가 매우 만족하기 때문입니다.

비염수술 과정이 궁금합니다.

　비염수술은 여러 종류가 있습니다. 하지만 비염 증상의 가장 큰 원인이 되는 '하비갑개'라는 코점막을 목표로 수술한다는 점은 동일합니다. 레이저 비염수술은 레이저를 사용해서 하비갑개의 부피를 줄이고, 콧물 분비샘을 제거하는 수술입니다. 고주파비염 수술은 고주파 장비를 이용해서, 하비갑개를 개선하는 수술입니다. 두 수술은 출혈이 적어서 입원 없이도 수술이 가능하다는 장점이 있습니다. 하지만 재발되는 경우가 있어서 최근에는 미세절삭기를 이용한 비염수술도 많이 합니다. 이 방법을 사용할 경우 재발률이 조금 낮아지기는 하지만 수술 초기에 출혈가능성이 있어, 수술 후 하루 정도 코 안을 거즈나 솜으로 막아야 하는 경우가 더러 있습니다.

알레르기 비염의 유전 가능성

안타깝게도 알레르기는 유전된다. 부모 중 한 명이라도 알레르기 환자인 경우, 자녀의 50%에서 알레르기 반응이 나타난다. 부모가 모두 알레르기가 있으면 자녀 중 75%에서 알레르기가 유전된다.

+ 나오며

희귀병은 환자가 적어 연구가 어렵다는 핑계라도 댈 수 있지만, 알레르기 비염은 환자가 많은데도 아직 완치방법을 찾지 못하고 있어, 이비인후과 의사로서 면목이 없습니다. 하지만 사이비들에게 알레르기 비염 치료를 맡길 수는 없습니다. 검증되지 않은 약을 수십만 원에 속여 파는 사람들에게 어떻게 환자를 맡기겠습니까? 그래서 오늘도 이비인후과 의사들은 환자들에게 수십 수백 번 알레르기 비염의 원인에 대해 설명하고, 비염 치료의 정석은 무엇이며 어떤 것이 알레르기를 예방하는 가장 과학적이고 효과적인 방법인지 이야기합니다. 적어도 인류가 지금까지 밝혀낸 알레르기 비염의 진실을 모두에게 알려야 한다는 사명감을 가지고 말입니다. 지금 이 시각에도 전 세계 이비인후과 의사들은 알레르기 비염을 완치하기 위한 여러 치료 방법을 연구 중입니다. 조금만 더 기다려주기 바랍니다. 언젠가 환자들에게 완치를 자신할 수 있는 그 날이 오기를 이비인후과 의사들도 학수고대하고 있습니다.

PART

3

급성 축농증

✚ 들어가며

콧물, 코막힘 등의 증상이 생겨서 가까운 이비인후과에 가면 의사들에게서 가장 많이 듣게 되는 말 중 하나가 "축농증입니다"라는 말입니다. 우리가 익히 알고 있는 축농증이라는 병은 의학용어로 부비동염이라고 불립니다. 최근 들어 환경오염이나 알레르기 비염의 유병률 증가 등에 의해 부비동염의 빈도는 계속 늘어나고 있습니다. 심사평가원 자료에 의하면 2014년 한 해 동안 급성 부비동염으로 진료받은 환자 수는 407만 명, 만성 부비동염으로 진료받은 환자 수는 213만 명이었습니다. 축농증이 관절염이나 고혈압보다 더 흔한 질병이라 해도 과언이 아닙니다. 그럼 지금부터, 과연 어떤 증상이 있을 때 급성 축농증을 의심해 볼 수 있고 어떻게 치료해야 하는지 하나하나 알기 쉽게 설명해 드리겠습니다.

축농증(부비동염)의 분류

- 급성 부비동염: 증상이 4주를 넘지 않는 경우
- 만성 부비동염: 급성 부비동염 증상이 12주를 넘어 지속되는 경우
- 재발성 급성 부비동염: 증상이 7~10일 이상 지속되고, 발병-호전 현상이 1년에 4번 이상 반복적으로 발생하는 경우
- 만성 부비동염의 급성악화: 만성 부비동염이 치료로 호전된 후 갑자기 악화되는 경우

코감기에서 급성 축농증으로 발전되나요?

코 안쪽 뼈 주위에는 부비동이라고 하는 빈 공간들이 있는데, 좁은 통로를 통해 콧속과 연결되어 있어 환기가 되고 분비물을 배출합니다. 이 복잡한 좁은 통로와 그 주위 구조물들은 축농증 발생에 많은 연관성을 가집니다(그림 3-1).

급성 축농증의 가장 흔한 원인은 급성 바이러스성 비염, 즉 일반적인 코감기 후 발생할 수 있는 이차적인 세균 감염에 의한 것입니다. 바이러스 감염으로 코점막 및 부비동 내부 점막이 붓게 되고, 이로 인해 코 안과 부비동을 연결하는 통로

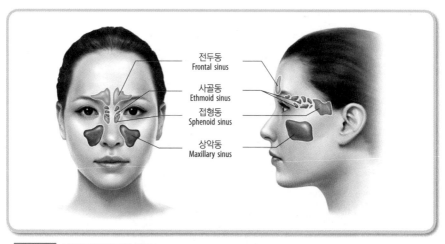

그림 3-1 부비동의 구조와 위치
부비동이란 코 주변 뼈 안에 속이 비어 있고 공기가 차 있는 구조물로서 위치에 따라 크게 네 가지로 분류된다.

가 좁아지거나 막히게 됩니다. 그러면 콧물을 밀어내는 점액섬모운동에 의한 정화작용이 제대로 이루어지지 않아 부비동 내부에 분비물이 고이게 됩니다. 이때 부비동 내부 세균이 증식하여 급성 세균성 부비동염, 즉 급성 축농증이 생기게 되는 것입니다(그림 3-2).

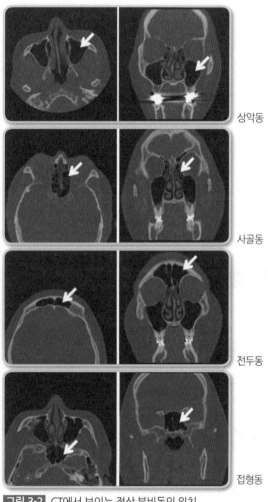

상악동

사골동

전두동

접형동

그림 3-2 CT에서 보이는 정상 부비동의 위치

급성 축농증의 증상은 무엇인가요?

▰▰ 사례 ▰▰

며칠 전부터 코감기를 심하게 앓았습니다. 특히 한쪽에서 노란 콧물이 앞으로도 흐르고 목
뒤로도 넘어가더니 오늘은 같은 쪽 뺨 주변에 통증까지 생겼습니다. 코에서 나쁜 냄새도 나
는 건 같습니다.

급성 축농증의 증상은 일반적인 상기도 감염과 비슷합니다. 양쪽 또는 한쪽에
서 찐득찐득하거나 누렇게 나오는 콧물, 코 뒤와 목으로 콧물이 넘어가는 느낌,
두통이나 얼굴의 둔한 압박감 및 통증 등이 생기고 어른에서는 후각저하, 소아에
서는 만성기침 등이 있을 수 있으며, 전신 증상으로 미열, 근육통, 권태감 등을
호소할 수 있습니다.

실제로 감기라 불리는 급성 바이러스성 비염과 급성 축농증은 증상만으로 명
확히 구분하기 힘듭니다. 누런 콧물의 여부조차 이 구분을 명확하게 해주지는 못
합니다. 하지만 증상 지속기간으로 가늠해 볼 수 있는데, 대개 감기는 증상 지속
기간이 10일 이내이고, 이 이상 지속되는 경우 세균성 감염에 의한 급성 축농증을
강력히 의심해 볼 수 있습니다. 내시경 검사에서 코 안의 누런 콧물이나 코가 목
뒤로 넘어가는 후비루 등도 진단에 중요한 단서가 될 수 있습니다. 기본적인 부비
동 X-ray를 통해 상악동 내부에 물이 찬 것 같은 현상이나 부비동이 뿌옇게 보이
면 급성 축농증으로 진단합니다(그림 3-3, 3-4).

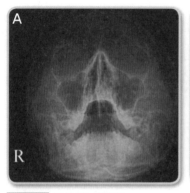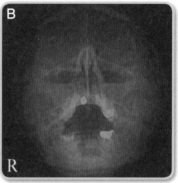

그림 3-3 급성 축농증의 X-ray

A. 정상 X-ray. B. 급성 축농증 X-ray. 상악동 내부에 점액과 농이 고이면서 물이 찬 것처럼 보이는 현상을 확인할 수 있다.

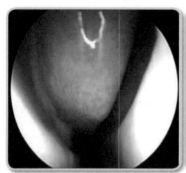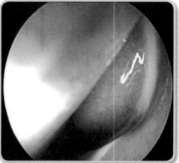

양측 급성 축농증 환자의 내시경 사진

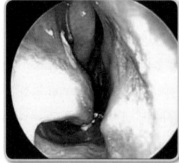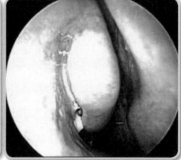

우측 급성 축농증 환자의 내시경 사진

그림 3-4 급성 축농증의 내시경 소견

급성 축농증은 염증이 발생한 부비동 위치에 따라 각각 서로 다른 부위의 통증과 압통(손으로 눌렀을 때 발생하는 통증)을 보이기도 합니다. 급성 상악동염에서는 뺨 부위의 통증 및 윗니의 치통이 나타나며, 급성 전두동염에서는 오전에 심했다가 오후에 소실되는 이마 주변의 통증과 압통이 나타납니다. 급성 사골동염은 미간 부위의 통증이 느껴지고 특히 눈을 움직일 때 통증이 더 심해집니다. 급성 접형동염에서는 눈 안쪽 깊숙한 곳이나 정수리, 뒤통수 부위의 두통을 호소합니다. 소아의 경우 갑자기 한쪽 코에서만 누런 콧물이 나온다면 급성 축농증 외에도 코 내부 이물질을 의심해 볼 수 있으므로 반드시 이비인후과 의사의 진찰을 받아봐야 합니다.

증상

1. 급성 축농증의 증상
- 누런 콧물
- 코 뒤와 목으로 콧물이 넘어가는 느낌
- 두통이나 얼굴의 둔한 압박감 및 통증
- 후각 저하
- 만성 기침

2. 알레르기 비염의 증상
- 맑게 흐르는 콧물
- 코막힘
- 코나 눈 주변의 가려움증
- 재채기

1. 코는 풀어야 좋은가?

콧물이 나오면 항상 세게 풀어야 직성이 풀리는 환자들이 있다. 소아의 경우도 보호자가 콧물을 빼기 위해 병원에 왔다는 말까지 할 정도이다. 코를 푸는 행동은 일시적으로 답답함을 해소하는 데 도움이 될 수 있지만, 코 안 점막이 더 붓거나 좁은 통로를 통해 콧물이 부비동으로 다시 들어가게 되면서 증세를 더 악화시킬 수 있다. 따라서 콧물이 많이 나는 경우 풀기만 할 게 아니라, 가까운 이비인후과를 찾아 적절한 진단 및 치료를 받아야 한다.

2. 코감기약을 먹으면 졸린데 독한 약인가?

진료를 하다보면 환자분들이 많이 하는 말이 있다. "선생님. 약 좀 약하게 지어주세요. 약 세게 지어주시면 졸려서요." 보통 항히스타민제라는 약은 코 분비물을 줄여주는 데 효과가 있다. 주로 예전 약, 즉 1세대 약제들의 부작용 중에는 뇌신경계에 미치는 영향으로 졸음 증세가 있기도 했다. 하지만 요즘에 처방되는 2세대, 3세대 항히스타민제는 뇌신경계에 많은 영향을 미치지 않는 약제이기 때문에, 졸음을 수반하는 경우는 거의 없다. 특정 약제를 먹고 졸림 증세가 있었다면 기억하고 있다가 그 다음 진료 때 의사에게 반드시 말해주는 것이 좋다. 이비인후과 의사의 적절한 대처가 있을 것이다.

3. 축농증은 꼭 수술해야 할까?

흔히 알고 있는 축농증 수술이란 보통 만성 축농증, 즉 만성 부비동염의 치료법 중 하나로 부비동의 환기와 배액을 원활하게 해주기 위한 방법이다. 반면 급성 축농증은 약물 요법만으로도 충분히 완치될 수 있으므로, 만성으로 넘어가기 전 적절한 진단과 치료를 시행한다면 대부분의 경우 수술이 필요하지 않다.

코감기에 걸렸는데 왜 눈이 부을까요?

■■ 사례 ■■

7살 된 아들이 코감기를 심하게 앓더니, 왼쪽 눈 주변이 빨갛게 부어오르고 통증을 호소했습니다. 어떤 검사를 받아야 하는지 모르겠습니다.

눈은 삼면이 부비동으로 둘러싸여 있으며 그 경계는 매우 얇은 뼈로 이루어져 있습니다. 눈의 위로는 전두동, 코 쪽으로는 사골동과 접형동, 아래로는 상악동이 위치하고 있습니다. 간혹 눈과 부비동의 경계가 되는 뼈가 선천적으로 없는 부위가 드물게 존재하기도 합니다. 뼈와 뼈 사이의 틈새가 되는 봉합선, 혈관이 뼈를 통과하는 부위, 만성 염증에 의해 뼈가 괴사된 부위가 있는 경우에는 그 부위를 통해 부비동에서 생긴 염증이 직접 눈 안으로 들어갈 수가 있습니다. 또한 눈과 부비동을 직접 연결하고 있는 정맥을 통해 염증성 혈전이 눈으로 들어갈 수도 있습니다. 이러한 경로로 급성 축농증이 눈과 관련된 합병증을 일으키게 됩니다.

눈과 관련된 합병증 중 85%가 소아에서 나타나는데, 이는 소아가 상기도 감염률이 높고 부비동을 감싸는 뼈가 대체로 얇으며 뼈의 봉합선이 열려있고 어른에 비해 부비동으로 통하는 통로가 상대적으로 넓기 때문입니다.

눈과 관련된 합병증으로 인해 나타날 수 있는 증상으로는 눈 주위 부종, 안구돌출, 안구 통증, 시력장애 등이 있습니다. 따라서 콧물, 코막힘 증상이 있으면서 위에 열거된 눈 증상이 나타날 때는 이비인후과에 즉시 내원해야 합니다. 초기에 적절한 치료를 받지 못한다면, 최악의 경우 시력을 잃을 수 있습니다.

눈과 관련된 합병증의 치료는 이비인후과 의사와 안과 의사의 정확한 진단하에 이루어집니다. 입원하여 내시경 검사, 시력 검사, 염증의 범위를 알기 위한 영상학적 검사 등을 진행하고 광범위 항생제를 투여해야 합니다. 또한 항생제에 반응이 없는 경우에는 수술을 통해 부비동 염증을 제거해야 합니다.

부비동은 머리와 맞닿아 있기 때문에 머리와 뇌로 염증이 번지면서 합병증이 발생할 수 있습니다. 이는 급속히 성장하는 청년기 남자나 면역저하 환자에게서 많이 발생하는 것으로 알려져 있습니다. 콧물, 코막힘 증상이 있으면서 두통이나 지속적인 발열, 울렁거림, 구토, 의식변화 같은 증상이 나타날 때는 반드시 이비인후과에 내원해야 합니다. 입원하여 이비인후과 의사가 신경과, 신경외과 의사와 협력하여 진단하고, 먼저 항생제 투여 등 약물치료를 받아야 합니다. 약물 투여로 증상이 좋아지지 않는다면 부비동 내부의 염증을 제거하기 위한 부비동 수술을 시행해야 하고, 만약 뇌로 염증이 번져 두개골 내부에 고름이 발생했을 경우에는 수술로 즉시 제거해야 하는 경우도 드물게 발생할 수 있습니다.

증상

1. 눈과 관련된 합병증 증상
   - 눈 주위의 붓기
   - 안구 돌출
   - 안구 통증
   - 시력장애

2. 뇌와 관련된 합병증 증상
   - 두통
   - 발열
   - 울렁거림
   - 구토

재발되는 급성 축농증은 어떻게 치료해야 하나요?

■■■ 사례 ■■■

평소 알레르기 비염이 있고 코감기가 걸릴 때마다 노란 콧물이 흐릅니다. 이비인후과에서 급성 축농증이라고 진단받아 약을 복용하고 있으며, 이런 증상이 1년에 3회 이상 반복되어 수술까지 생각하고 있습니다.

재발성 급성 부비동염은 평상시에는 특별한 이상증세를 보이지 않다가 상기도 감염과 함께 불규칙하게 증상이 반복되는 경우를 말합니다. 7~10일 이상 지속되는 급성 부비동염 증상이 1년에 4번 이상 발병하면서 그 사이에는 아무런 증상이 없는 경우 진단할 수 있습니다. 만성 부비동염과 구분되는 질환이며, 항생제 복용이나 코 안에 뿌리는 스테로이드 분무제 등은 크게 도움이 되지 않으므로 수술을 고려해 보는 것이 좋습니다.

Q5

특정상황에서만 발생하는 축농증, 정상인가요?

■■■ 사례 ■■■

비행기를 탈 때마다 이마 똑 통등이 느껴집니다. 특정한 상황(환경)에서만 일시적으로 발생하는 축농증이 정상인지 걱정됩니다.

부비동은 그 안이 공기로 차 있는 공간적인 개념의 구조물입니다. 그렇기 때문에, 비행이나 수영, 잠수에 의한 기압변화에 외상을 받아 축농증이 생길 수 있습니다. 비행기 하강 시 부비동 내부에 음압이 형성되어 부비동 점막이 붓거나 혈관이 확장됩니다. 이때 콧속으로 통하는 작은 길이 막혀서, 급성 축농증 때와 마찬가지의 원리로 축농증이 생기곤 합니다. 심한 경우, 부비동 내부 점막이 뼈와 분리되면서 그 사이에 피가 차 있는 주머니가 형성되기도 합니다. 특히 이마 쪽의 전두동은 모양이 가늘고 길며 코로 통하는 통로가 좁아서 기압 변화에 영향을 많이 받게 되어 이마 통증을 유발할 수 있습니다.

급성 축농증에서 수술이 필요한 경우로 변할 수도 있나요?

■■■ 사례 ■■■

급성 축농증 진단을 받았습니다. 1주일 후에 다시 경과를 봐야 한다고 의사 선생님께서 말씀하셨지만 며칠 약을 먹었더니 콧물이나 코막힘 같은 증상이 좋아진 건 같아 약 복용을 임의로 중단하고 그냥 지냈습니다. 그 후 4달 정도 간혹 불편감이 느껴질 때가 있었지만 크게 신경 쓰지 않았습니다. 며칠 전부터 다시 노란 콧물이 심해지고 목 뒤로 넘어가면서 가래도 생겨 이비인후과를 갔는데 CT 촬영 후 수술을 권유받았습니다. 수술이 꼭 필요한 건인지 궁금합니다.

급성 축농증을 방치하거나 약물치료로 회복하지 않은 채 12주 이상 지나면, 장기화된 부비동 내부 염증으로 부비동 점막이 두꺼워지고, 분비물을 배출하는 기능이 비가역적으로 떨어지면서 만성 축농증이 되기도 합니다. 급성 축농증 때 시기를 놓치지 않고 이비인후과 의사의 지시에 따라 약제를 복용하면 완치가 가능하지만, 자각증세가 심하지 않다고 방치해 둘 경우 만성으로 발전될 우려가 있습니다. 또한 약물치료를 하더라도 반응이 없고 호전되지 않는 경우는 수술적인 치료가 필요합니다.

급성 축농증치료를 위해 무엇을 해야 할까요?

　일반적으로 코감기는 증상치료가 주된 목적입니다. 생리식염수 코 세척을 시행하고 소염진통제나 항히스타민제, 비점막 수축제, 점액용해제 등을 증상에 따라 사용하며 항생제는 필요에 따라 사용할 수 있습니다. 급성 세균성 축농증도 코감기와 많이 다르지 않고, 수술적 치료가 아닌 내과적 치료로 호전을 보이는 경우가 대부분입니다. 하지만, 세균성일 경우에는 항생제를 충분한 기간 동안 복용하는 것이 중요합니다. 생리식염수로 코를 세척하는 것도 많은 도움이 되며 코에 뿌리는 스테로이드 분무제 또한 증상 경감에 매우 효과적입니다. 단, 약국에서 의사의 처방 없이 구입할 수 있는 점막수축 분무제는 3~5일 이내로 단기간 사용해볼 수는 있으나 코가 뻥 뚫리는 효과 하나만 믿고 장기적으로 사용하려는 생각을 했다면 큰 오산입니다. 지속적으로 뿌리면 오히려 코막힘 증상이 심해질 수 있기 때문입니다. 통증이 있으면 소염진통제를, 알레르기 비염이 동반된 경우 항히스타민제를 써볼 수 있으며 그 외에도 복용하는 비점막 수축제나 점액용해제를 사용할 수 있습니다. 심하지 않은 급성 축농증은 자연적으로 호전되는 경우도 있습니다. 하지만 병원 진료 없이 스스로 판단하는 것은 위험합니다. 따라서 축농증에 대한 진단 및 치료는 이비인후과 전문의와 상의해서 결정하기를 권합니다.

✚ 나오며

급성 축농증은 코감기 후에 찾아올 수 있는 비교적 흔한 질환으로, 초기에 적절한 치료를 시행하면 충분히 완치될 수 있는 병입니다. 콧물, 코막힘 등의 코감기 증상이 있을 때 가까운 이비인후과 병원을 찾아 진료를 보고 적절한 치료를 받는 것이 현명한 대처법이지요. 명심해야 할 사항은 의사와의 정확한 의사소통 및 대화입니다. 의사에게 정확한 증상과 상태를 잘 얘기해주어야 하며, 의사가 그만 치료해도 된다고 할 때까지 그리고 그만 와도 된다고 할 때까지 믿고 따라와야 합니다. 간혹 먹는 약제를 1주치 처방했는데 하루 먹고 하루 거르고 용법과 다르게 먹는 사람이 있는가 하면 3일 치만 먹고, 환자 본인이 나아졌다고 판단하여 스스로 약 복용을 중단하는 사람이 있습니다. 이런 경우는 재발의 원인이 되기 쉽습니다.

PART

4

만성 축농증

✚ 들어가며

축농증과 알레르기 비염은 가장 흔하게 발생되지만 쉽게 치료할 수 없는 질환으로 인식되어 있습니다. "무즙을 탈지면에 묻혀서 콧구멍에 넣어둔다, 질경이와 쑥을 섞어서 달여 마신다."라는 말은 70년대 이야기가 아닌 21세기를 살아가고 있는 현재 민간치료요법으로 알려진 것들입니다. 게다가 "코골이 축농증 수술 절대로 하지 마라"라는 제목의 책까지 있으니, 이비인후과 전문의로서 반성부터 하고 글을 시작해야겠습니다. 분명 효과적인 치료 방법이 있고 완치의 가능성이 있는 질환에 대해 일반인들이 이렇게 인식하고 있다는 것은 이비인후과 의사가 제 의무와 역할을 못하고 있다는 것이 아닐까 생각합니다. 지금부터 축농증에 대한 오해와 진실을 살펴보겠습니다. 어디서부터 단추가 잘못 끼워져 오해가 생긴 것인지 이번 기회를 통해 풀어보도록 합시다. 이 책을 읽고 나면 축농증은 결코 '치료가 힘들고 수술 후에도 재발하는 병'이 아님을 알게 될 것입니다.

만성 축농증은 반드시 수술을
받아야 하나요?

사례

만성 축농증 및 물혹이 있다는 진단을 받았습니다. 수술적 치료가 필요하다는 말을 들었는데, 인터넷에서 만성 축농증은 재발률이 높다고 해서 고민됩니다.

충분한 기간 동안 약물치료를 받았음에도 축농증 증세에 호전이 없는 경우에는 수술이 필요합니다. 최근 항생제의 발달로 빈도는 줄었지만, 소아 축농증 환자에서 드물게 염증이 급성으로 진행되어 부비동과 접해 있는 눈이나 머리 쪽으로 염증이 퍼지는 경우가 있습니다. 물혹이 있는 경우에는 대부분 약물치료로 완치가 안 되기 때문에, 좀 더 이른 시기에 수술을 결정하여 물혹을 제거하고 부비동의 창문에 해당되는 구멍을 넓혀 고여있는 농을 깨끗이 제거해야 합니다. 부비동의 넓어진 구멍을 통해 콧물 배출이 개선되어 부비동 내 염증이 다시 생기지 않도록 해주는 것이 수술의 목표입니다. 과거에는 잇몸 쪽으로 절개하여 염증이 있는 점막을 모두 제거하는 수술을 시행하였으나, 최근에는 점막보존을 위해 부비동의 구멍만 열어, 부비동 환기와 배설을 촉진시킴으로써 염증이 있던 점막이 정상점막으로 돌아올 수 있도록 하는 내시경 수술을 시행하고 있습니다. 이로 인해 환자들의 수술에 대한 부담이 줄었을 뿐만 아니라 재발률도 급격히 감소하였습니다. 일반적으로 내시경 수술을 통해 70~80% 환자에서 완치를 기대할 수 있고, 재발한 환자에서도 수술 전보다 증상 개선 효과를 보이는 경우가 많아 만성 축농증의 효과적인 치료 방법으로 인정받고 있습니다. 그러나 특히 천식이 동반된 환자에서는 천식이 완치되지 않는 것처럼 수술 후에도 축농증이 지속되는 경우가 흔한데, 이는 축농증이 발생하는 상기도(비강 및 부비동)와 천식이 발생하는 하기도(기관지 및 폐)가 서로 영향을 주고받는다고 알려져 있기 때문입니다. 실제로 축농증 수술을 했더라도 천식으로 재발할 가능성이 높지만, 반대로 축농증 수술 후 천식 증상이 호전된다는 결과도 보고되고 있습니다. 이처럼, 축농증 수술의 재발 가능성이 높다는 말은 사실이 아니지만, 재발 방지를 위해서 수술 후 정기적인 경과 관찰이 필요합니다.

만성 축농증의 증상

- 코막힘
- 콧물 및 후비루(콧물이 목으로 넘어감)
- 후각의 감소 및 소실
- 안면부 통증 및 압박감
- 두통, 구취, 피로감, 치통, 미열(38도 미만), 기침, 이충만감

축농증 수술 후 식염수 세척이 필요한 이유는 무엇인가요?

수술 후 재발을 줄이기 위해서는 관리가 중요합니다. 그 중 가장 중요한 관리법 중의 하나가 식염수 세척입니다. 식염수 세척은 축농증 수술 후 콧속의 분비물과 피딱지를 제거해주고, 코점막 섬모의 청소능력을 향상시키는 역할을 합니다. 수술 전에도 약물치료와 함께 식염수 세척을 해주면 증상개선에 큰 도움이 됩니다. 보통 수술 후 2~3일째부터 하루 최소 2회 이상 식염수 세척을 하게 됩니다. 처음에는 익숙하지 않아 불편하게 느낄 수 있으나 수술 후에 꽉 막혔던 코가 식염수 세척을 할수록 편해지는 것을 느낄 수 있을 것입니다. 식염수 세척을 열심히 하고 병원에 방문하면 수술 후 드레싱도 아프지 않고, 회복도 빠릅니다.

식염수 세척방법

- 수돗물이나 증류수를 사용하면 비강 점막에 손상을 줄 수 있기 때문에 미지근한 생리식염수를 사용한다.
- 주사기보다는 용기를 이용하는 것이 좋다. 용기는 세척액의 압력조절이 가능하고 전자레인지를 이용해 쉽게 소독할 수 있다는 장점이 있다.
- 고개를 45도로 숙이고, 노즐 부위를 콧속에 넣는다.
- 숨을 멈추고 세척액을 천천히 밀어 넣는다. 이 때 코를 통해 목으로 넘어온 세척액은 뱉어낸다(한쪽 코에 100 ㎖ 이상 세척하는 것이 효과적이다).
- 양쪽 코에 같은 방법으로 시행하고, 하루 3회 이상 반복한다.

코 질환으로 인해 두통이 생길 수 있나요?

신경과에서 두통으로 뇌 CT 혹은 MRI를 촬영한 후 축농증이 발견되어 이비인후과로 의뢰되는 경우가 종종 있습니다. "비성 두통"이라는 용어가 있을 정도로 두통은 축농증 증상 중 하나로 잘 알려져 있고, 축농증을 치료하면 두통을 줄일 수 있습니다. 그 외에도 코막힘이 오래 지속되면 머리의 앞쪽이 묵직하고 아프게 느껴져서 종종 두통에 대한 진료를 위해 신경과나 내과로 잘못 방문하는 환자도 있습니다. 두통은 다양한 원인에 의해 발생하기 때문에 신경과, 내과, 이비인후과 등에서 검사 및 진찰을 받는 것이 중요합니다.

축농증의 진단기준에도 두통이 포함되어 있습니다. 축농증 내시경 수술 1년 후 결과를 보면 두통을 포함한 증상의 호전이 있고, 이 호전은 평균 3년까지 지속된다고 보고됩니다. 그러나 두통은 여러 가지 원인에 의해 발생되며, 두통증상이 축농증 수술로 호전될지 정확히 예측하는 것은 어렵습니다. 하지만 많은 연구에서 축농증 수술 후 60%에서 90%까지 두통 호전을 나타내고 있어, 두통 완화를 위한 축농증 치료 및 수술은 효과를 기대해 볼 만합니다.

축농증 수술에 CT촬영은 필수인가요?

축농증 수술 전 CT 촬영은 필수입니다. 부비동은 눈과 뇌의 매우 얇은 뼈를 경계로 접해 있습니다. 부비동 주변에는 시각신경, 경동맥 등과 같은 중요한 구조물들이 지나가기 때문에 수술 전 중요 구조물들과의 해부학적 상관관계를 정확히 확인해야 합니다. 부비동 수술범위도 CT에서 확인되는 염증의 범위에 의해 결정되기 때문에, CT 촬영 없이 구멍을 넓히고 그 속의 농을 제거하는 데 제한이 있을 수밖에 없습니다. 최근에는 축농증의 정도가 심하거나 해부학적인 구조에 변이가 있어 눈이나 뇌 등의 중요한 구조물의 손상 가능성이 높은 경우 네비게이션 시스템(수술 전 찍은 CT상의 구조를 수술 중에 실시간으로 확인하여 수술하는 방법)을 이용하여 실시간으로 수술하기도 합니다. 정확한 가이드 없이 미지로의 여행을 떠나기에는 코 주변에 중요한 구조물이 매우 많습니다. 안전하고 효과적인 수술을 위해 CT 촬영은 필수입니다.

코에도 곰팡이가 생길 수 있나요?

코 안에도 곰팡이가 자랄 수 있습니다. 면역 저하, 당뇨병, 고령의 환자에서는 비강조직 및 뇌조직까지 곰팡이가 침범하여 50~80%의 치사율을 보일 수 있습니다. 이는 매우 위험한 상태로 응급수술을 통해 조직을 절제해야 합니다. 곰팡이가 조직 내로 침범하지 않고 부비동 공간 내에서만 축적되어 있는 경우가 일반적이기 때문에 섣부른 걱정은 하지 않아도 됩니다. 면역기능이 좋을 때라면 진균구 상태로 축적만 되어 있지만, 컨디션이 저하될 경우 앞서 말한 위험한 상황이 발생될 수 있습니다. 이 곰팡이는 약물로 없앨 수 없기 때문에 수술을 통해 긁어내야만 합니다. 일상생활에서 아무런 증세가 없었더라도 건강검진 목적의 CT, MRI 촬영 시 곰팡이가 발견되는 경우가 있습니다. 현재는 이상 징후가 없더라도 시간이 지나면 결국 증상이 나타나게 됩니다. 위와 같은 상황을 미연에 방지하기 위해 정기적으로 검진받고 수술받는 것이 좋습니다.

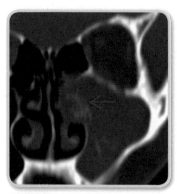

그림 4-1 좌측 진균구(곰팡이)의 CT 소견
사진에서 하얀 점으로 보이는 부분(화살표)이 곰팡이가 위치한 부분이다.

축농증 수술 후 패킹을 안 하면 안 될까요?

전공의 수련 시절 축농증 수술을 받았던 한 환자가 수술 다음날 코 패킹을 뺄 때 했던 말이 기억납니다. "축농증 수술을 받았던 사람들의 경험에 의하면, 코 패킹 제거 때 뇌가 빠져나가는 느낌이라고 하더라고요. 제발 살살 빼주세요." 예전에는 축농증 수술 후 지혈을 위해 코 안에 패킹을 하였고, 그 패킹을 뽑을 때 환자들이 매우 아파하며 코피도 많이 흘렸었습니다. 하지만 지금은 다릅니다. 최근에는 수술기술의 발달로 수술 중 출혈도 많이 줄어 수술 후에도 가볍게 패킹을 하거나, 경우에 따라 패킹을 아예 하지 않는 경우도 있습니다. 또한 최근에는 코 안에서 녹아 없어지는 스펀지 같은 패킹이 개발되어 수술 후 코 패킹을 고통스럽게 제거할 필요가 없습니다. 언제나 환자들의 고통을 최소화하기 위해 연구하고 있습니다. 안심하세요.

치아 임플란트 시 이비인후과 진료가 필요한가요?

윗니 임플란트 시술을 목적으로 파노라마 엑스레이 혹은 CT 촬영을 한 후 이비인후과로 의뢰되는 경우가 있습니다. 윗니에 임플란트 이식을 할 때 광대뼈 안쪽 부비동에 있는 염증을 치료하는 것이 원칙입니다. 왜냐하면 윗니 임플란트를 위해 뿌리를 심는 나이 많은 환자의 경우, 잇몸 뼈의 두께가 얇아 임플란트 뿌리가 상악동(광대뼈 안쪽에 있는 부비동) 점막을 뚫고 상악동 내로 돌출되면서 염증을 악화시킬 수 있기 때문입니다. 이로 인해 임플란트 뿌리를 심은 잇몸까지 염증이 퍼져 임플란트가 실패할 수 있습니다. 따라서 윗니 임플란트를 이식하기 전에는 축농증 여부에 대한 평가가 필요한데, CT가 가장 정확한 정보를 주기 때문에 CT 촬영을 하게 됩니다. 임플란트 이식이 늘어나면서 임플란트 수술 후 축농증이 발생하거나 기존에 있던 축농증이 심해져서 오는 환자가 늘고 있습니다. 적절한 약물치료 이후에도 호전이 없는 경우 축농증 내시경 수술이 필요합니다.

어린이도 축농증 수술이 가능한가요?

소아는 어른과 다르게 감기와 축농증이 동시에 찾아옵니다. 아직 부비동이 완전히 발달되지 않았고 부비동 구멍이 성인에 비해 상대적으로 넓어, 코와 부비동이 마치 하나의 공간처럼 연결되어 있기 때문입니다. 감기에 의한 코 안 염증이 부비동으로 쉽게 퍼지면서 감기와 축농증이 같이 오게 됩니다. 하지만 소아 축농증은 약물에 잘 반응하여 대부분 약물치료로 완치할 수 있습니다. 이때 의사를 믿고 잘 따르는 것이 중요합니다. 만약 약에 대한 내성이 걱정되어 2~3일 약을 복용하고 증상이 좋아졌다고 약복용을 중단할 경우 재발할 가능성이 높으며, 오히려 약의 내성을 증가시킬 수 있습니다.

일반적으로 감기 후에 급성 축농증이 발생하게 되면 최소한 1주일 이상 약을 복용해야 합니다. 제때 적절히 치료하면 만성 축농증으로 진행되는 경우를 줄일 수 있습니다. 소아에서 축농증 치료가 늦어지거나 방치할 경우 중이염과 같은 합병증, 코막힘으로 인한 코골이, 얼굴 골격 변화, 집중력 및 학습능력 저하 등이 동반될 수 있습니다. 간혹 약물치료가 듣지 않는 경우 아데노이드(코편도) 비대증이나 코 안의 물혹(비용종)이 원인일 수 있는데, 이 경우에는 수술이 필요할 수 있습니다.

※ 당신의 코 건강을 체크해보세요 (SNOT-22).

불편감이 심하거나 빈번할수록 숫자 5에 가깝게 체크해주세요.

1	코증상	코를 자주 풀어야 한다	0 1 2 3 4 5
2		재치기를 한다	0 1 2 3 4 5
3		콧물이 줄줄 난다	0 1 2 3 4 5
4		코가 막힌다	0 1 2 3 4 5
5		냄새와 맛이 나지 않는다	0 1 2 3 4 5
6		기침이 난다	0 1 2 3 4 5
7		코가 뒤로 넘어 간다	0 1 2 3 4 5
8		콧물이 끈적끈적하다	0 1 2 3 4 5
9	귀/안면증상	귀가 꽉찬 느낌이 든다	0 1 2 3 4 5
10		어지럽다	0 1 2 3 4 5
11		귀가 아프다	0 1 2 3 4 5
12		얼굴이 아프거나 압박감이 있다	0 1 2 3 4 5
13	수면	잠들기 힘들다	0 1 2 3 4 5
14		밤에 잠에서 깬다	0 1 2 3 4 5
15		깊은 잠을 못잔다	0 1 2 3 4 5
16		잠에서 깨도 피곤하다	0 1 2 3 4 5
17	심리	낮에 피로감이 있다	0 1 2 3 4 5
18		생산성이 떨어진다	0 1 2 3 4 5
19		집중력이 떨어진다	0 1 2 3 4 5
20		증상으로 인해 심리적으로 불안정하다	0 1 2 3 4 5
21		증상으로 인해 슬픈 감정이 든다	0 1 2 3 4 5
22		증상으로 당혹스러운 경험이 있다	0 1 2 3 4 5
총점			110점 중 점

+ 나오며

만성 축농증은 약물치료를 먼저 시도해 보고, 약물로 효과가 없다면 수술적 치료, 그리고 수술 후에 시행하는 정기적 치료 및 경과관찰을 통해 관리합니다. 축농증에 대해 '완치 불가능한 질병, 수술해도 재발하는 질병'이라는 잘못된 정보에 현혹되어 그릇된 치료를 받는 환자들을 보며 이비인후과 전문의로서 반성하게 됩니다. 이번 글을 통해 조금이나마 독자 여러분의 오해가 풀렸다면 큰 보람이 있을 것 같습니다. 지금 축농증으로 고생하고 있는 환자가 있다면, 먼저 이비인후과 전문의를 방문하여 정확한 검사와 진단을 받고 하루 빨리 적절한 치료를 받길 바랍니다.

PART

5

비중격

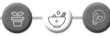

✛ 들어가며

코가 일시적으로 막히면 숨 쉬는 것만 불편하지만, 이 현상이 오래 지속되면 집중력 저하, 두통, 수면장애까지 겪게 될 수 있습니다. 더구나 코가 막히면 입으로 숨을 쉬어야 하는데 그 불편함도 이만 저만이 아닙니다. 입을 계속 벌리고 있으면 입안이 말라 쉽게 감기에 걸리고, 구취가 생깁니다. 그렇기 때문에 많은 환자들이 병원에 방문해 "코 좀 시원하게 뚫어 주세요."라고 요청합니다. 치료는 원인에 따라 다르게 마련인데, 코가 막히는 대표적인 원인 중 하나가 비중격입니다. 흔한 코막힘의 원인임에도 불구하고 비중격은 일반인들에게 잘 알려져 있지 않아 많이 생소할 수 있습니다. 지금부터 비중격에 대해 알아볼까요?

Q1

비중격이란 무엇인가요?

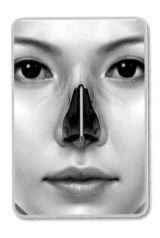

　비중격이란 코 안을 좌우로 나누는 칸막이 구조물로써 "코 사이벽"이라고도 합니다. 주로 콧속 한 가운데 위치하면서 오른쪽 코와 왼쪽 코를 나누는 기준이 됩니다. 안쪽에서 바깥 코를 단단히 받치고 있어 안면 골격을 유지하는 중요한 구조물이기도 합니다. 이러한 비중격은 연골 또는 뼈로 이루어져 있는데, 가운데 벽을 기준으로 양쪽에 점막이 덮여 있는 3층 구조로 되어있습니다. 우리가 두 손가락을 양쪽 콧구멍에 넣고 가운데 벽(비중격)을 잡고 움직이면 잘 움직여지는데 이는 비중격의 앞부분이 유동적인 연골로 되어 있기 때문입니다. 반면 비중격의 뒤쪽 부분은 단단한 뼈로 구성되어 있습니다. 이렇게 비중격은 연골성 부분과 골성 부분으로 나눌 수 있습니다. 연골성 비중격은 앞쪽 콧등과 코끝을 지지하는 역할을 하며 연골 없이 점막으로만 이루어져 있습니다. 골성 비중격은 뒤쪽에 고정되어 있어 뒤쪽 콧등과 연골부위를 지지하고 있습니다.

비중격 만곡(증)이란 무엇인가요?

   비중격 만곡(증)은 비중격이 코 안을 공평하게 똑같이 나누지 못하고 휘어지면서 발생되는 증상을 말합니다. 비중격 만곡증의 증상은 매우 다양하지만 주된 증상은 코막힘입니다. 중격이 휘면 코의 통로가 좁아지기 때문에 코가 막히는 것은 어찌 보면 당연합니다. 흥미로운 것은 만곡된 쪽과 코막힘을 느끼는 쪽이 항상 일치하지 않고, 심지어 넓은 쪽의 코가 막힌다고 느껴지는 경우도 있습니다. 이것은 비중격 만곡증이 오랜 기간 유지되었을 때, 상대적으로 넓은 쪽 코에서 보상 반응에 의해 콧살의 점막이 점점 두꺼워지는 "비후성" 비염이 발생했기 때문입니다.

   코막힘 외에도 비중격 만곡증에 의해 후비루(콧물이 코 뒤쪽을 통해 목 뒤로 넘어가는 증상), 구호흡(코가 아닌 입으로 숨쉬는 증상), 두중감(머리에서 느껴지는 무거운 압박감), 기억력 감퇴, 주의산만, 수면장애, 수면무호흡, 비음, 후각장애 등의 증상이 생길 수 있습니다. 드물게 비중격 만곡증이 안면부 통증 또는 두통을 일으킬 수도 있는데 비중격이 심하게 휘어 코의 측벽을 눌러 자극하는 경우, 주변의 지각신경이 압박되면서 두통이나 안면통 등의 통증이 수반되기도 합니다. 그리고 점액이 정상적으로 이동할 수 있는 통로가 방해받으면서 축농증(부비동염)으로 이어질 수도 있습니다.

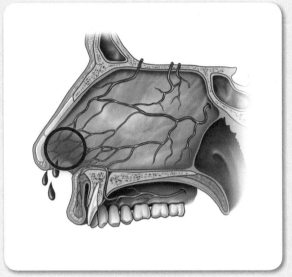

키셀바흐 영역(Kisselbach area)

코피와 비중격은 서로 관련이 높다. 코피가 가장 흔하게 나는 곳이 비중격이기 때문이다. 비중격의 전하
방에는 코에 혈액을 공급하는 여러 혈관들이 모여서 가지를 형성하며 망을 이루는 곳이 존재하는데 코 외
부와 가까워 외상에 쉽게 노출된다. 우리가 코를 후비거나 쑤셨을 때 생기는 출혈은 모두 이곳에서 시작한
다. 또한 코피가 발생하면 눈 사이, 즉 코의 윗부분이 아닌 콧볼 쪽인 아랫부분을 누르라고 권하는 이유는
비중격의 위치 때문이다. 참고로 비중격 만곡증이 있는 경우 비강 점막이 약해지면서 쉽게 출혈이 발생하
는 경우도 있다.

코가 휘는 이유는 무엇인가요?

많은 사람들이 불편한 비중격 만곡(코가 휘는 현상)이 왜 생기는지 궁금해 합니다. 이유가 확연한 몇 가지 경우를 제외하고는 현실적으로 원인을 파악하기 어렵습니다. 여러 가지 원인에 의해 발생할 수 있지만 대표적인 이유는 외상입니다. 기억에 남는 심한 외상 외에도 성장 중인 아이들에게는 가벼운 외상으로도 코가 휠 수 있습니다.

주로 연골의 내부 장력에 의해 손상받은 쪽으로 만곡이 발생하기도 하며 코뼈 골절과 같이 심한 외상이 동반될 경우, 복잡한 형태의 기형을 나타내기도 합니다. 분만 시 가해진 압력이 원인이 될 수 있다는 학설도 있습니다. 태아의 안면 부위가 산도에 눌려 비중격 연골의 위치가 변하여 만곡이 발생하거나, 임신 마지막 수개월 동안 뱃속에서 태아의 코에 가해지는 힘에 의해 발생할 수 있다는 설명입니다. 하지만 자궁 내 태아 또는 출생 시 산도를 거치지 않는 제왕 절개로 태어난 신생아의 경우에도 비중격 만곡이 발견되는 것으로 보아 선천적인 원인도 존재함을 알 수 있습니다.

또한 편평했던 머리뼈 바닥이 성장하는 과정 중 자연스럽게 경사지면서 휘기도 하며 특히 입천장 뼈의 발달속도보다 빠른 경우에도 발생됩니다. 부모 자식 간의 비중격 만곡 모양이 비슷한 경우도 있어 유전되는 경우도 있는 것으로 보입니다. 이외에도 비용종(폴립, 물혹), 비강 내 종양, 이물질 등에 의해 비중격이 압박되면서 후천적 만곡이 생길 수 있습니다. 따라서 확실한 안면부 외상의 과거

력이 없는 경우 필자는 나무의 비유를 많이 씁니다. 나무들이 항상 똑바로만 자라지 않듯이 비중격도 자라면서 특별한 이유 없이 휘는 경우가 발생됩니다.

코가 휘었는지 어떻게 알 수 있나요?

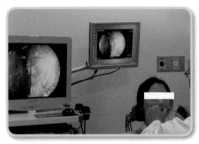

그림 5-1 내시경 검사를 시행하는 모습

비중격 만곡 진단은 육안으로 확인하는 것부터 시작합니다. 진찰실에서 코 안을 들여다 볼 수 있게 도와주는 전비경 또는 이비인후과 내시경으로 세부관찰이 가능합니다. 흔히 이비인후과 진찰실에서 코 안에 뿌리는 액체에 비점막 혈관수축제가 포함되어 있습니다. 비중격이 휘었는지 확인한 후 실제로 환자가 비중격 만곡으로 인한 증상이 있는지 진단하는 것도 중요합니다. 실제로 환자의 뺨을 외측으로 당겨 코 안의 용적을 넓혀 환자의 코막힘이 나아지는 현상을 확인하는 검사도 진단에 사용됩니다. 검사 장비(비강통기도검사, 음향비강통기도검사)를 이용하여 비강의 저항이나 용적을 측정하는 객관적 검사를 시행하여 진단에 도움을 주고, 수술 전과 수술 후의 변화를 수치로 쉽게 알 수도 있습니다. 그 외에도 영상촬영을 통해 뼈를 포함한 비중격 모양을 전반적으로 확인할 수 있으며, 복잡한 변형이나 비부비동염의 동반 여부를 확인하기 위해 전산화단층(CT) 촬영을 시행하기도 합니다.

비중격 만곡증 수술은 필수적인가요?

간단하게 말하자면 비중격 만곡증은 증상을 유발하거나 기능장애를 일으킬 때 치료 대상이 됩니다. 사실 많은 사람들이 조금씩 휘어져 있으며, 반대로 말하

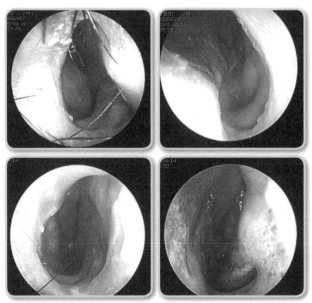

그림 5-2 비중격 성형술 전후의 내시경소견
좌측으로 심하게 만곡된 비중격(상)이 수술 후 바르게 교정되어(하) 좌우 공간이 균등하게 배분된 것을 확인할 수 있다.

면 정 가운데 반듯하게 비중격이 서 있는 사람은 생각보다 많지 않습니다. 휘어진 비중격이 모두 증상을 일으키는 것은 아닙니다. 하지만 코막힘, 후비루, 구호흡, 두중감, 기억력 감퇴, 주의산만, 수면장애, 수면무호흡, 폐쇄성 비음, 후각장애, 두통, 안면통과 연관되어 있을 것으로 판단되면 적극적인 비중격 치료를 시작해야 합니다. 선행치료는 약물치료입니다. 이 방법을 시도했음에도 호전이 없거나 증상 완화가 미비한 경우 수술을 결정합니다. 수술은 비중격을 똑바로 펴주는 비중격 교정수술을 의미합니다. 비중격 '교정술'과 비중격 '성형술'을 혼동하는 경우가 있는데, 둘 다 같은 의미이며, 모양을 바꾼다는 의미의 성형술이지 코 모양을 개선하는 미용성형의 개념이 아닙니다. 비중격 교정술은 전신마취 혹은 부분마취를 통해 시행하게 되며, 대개는 코 안으로 접근하기 때문에 바깥쪽에는 수술상처가 나지 않습니다. 휘어진 뼈 부분이나 연골부를 절제하거나 적절한 교정술을 통해서 만곡 부위를 바로잡습니다.

수술 후에는 약 3~4주 동안 일주일에 1~3회 정도 외래치료를 받아야 합니다. 비중격 만곡이 교정되면서 좁았던 쪽이 넓어지지만, 동시에 넓었던 쪽이 좁아지기 때문에 보상적으로 비후된 콧살의 용적을 줄여주는 "비염수술"을 흔히 병행하게 됩니다.

소아 비중격 수술

비중격은 태아 때부터 발달하기 시작한다. 출생 후 지속적으로 자라나 개인마다 조금씩 차이가 있지만 대부분 사춘기가 되면 성인 크기의 비중격으로 자라게 된다. 비중격은 연골성 부분과 골성 부분으로 나눠지는데 어릴 때 연골성 부분이 대부분을 차지하고 사춘기가 되면서 점차 연골이 뼈로 변한다. 우리가 흔히 비중격 만곡 수술을 받게 되면 휘어진 비중격을 잘라야 하는 경우가 있기 때문에, 소아의 경우 비중격의 성장에 영향을 줄 수 있어 수술은 되도록 성장기 이후에 시행하는 것이 좋다.

✚ 나오며

우리는 콧구멍이 왜 두 개인지 의문을 갖곤 합니다. 한쪽이 막히면 다른 쪽으로 숨 쉴 수 있도록 두 개가 존재한다는 사람도 있고, 후각신경이 쉽게 피로해지기 때문에 서로 번갈아가며 냄새를 맡기 위해 두 개가 존재한다는 설도 있습니다. 모두 일리 있는 가설이며, 실제로 사람의 코는 양쪽 코가 번갈아 가면서 충혈되는데 이는 자연스런 생리현상으로 하루에도 몇 번씩 바뀌게 됩니다. 또한 후각 신경은 우리 몸에서 가장 쉽게 피로를 느끼는 신경으로 알려져 있습니다. 그리고 하나의 넓은 비강보다 현재의 콧속 구조가 유체역학적으로 층류 발생에 더 유리하여 코막힘이 덜 합니다. 하지만 정설은 없으며 조물주가 왜 콧구멍을 두 개로 만들었는지 아무도 모릅니다. 한 가지 확실한 사실은 비중격이 있기 때문에 콧구멍이 두 개가 있는 것입니다.

PART

6

편도와 아데노이드
(소아 코골이 및 수면무호흡)

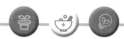

+ 들어가며

다섯 살짜리 아들이 아빠 옆에 누워 자고 있습니다. 부자지간 아니랄까 봐 둘 다 자는 폼도 비슷한데, 코도 똑같이 곱니다. 아빠야 어른이니까 곤다고 쳐도, 어린 아들이 코를 고는 것이 엄마는 왠지 찜찜합니다. 애들이 코를 골면 키가 자라지 않는다는 기사를 본 것 같아 걱정입니다. 소아 코골이와 무호흡에 대한 모든 궁금증, 오늘 여기서 풀어봅시다.

편도와 아데노이드란 무엇인가요?

편도와 아데노이드는 면역기관의 일종입니다. 면역기관이란 세균이나 바이러스 등 외부의 침입자로부터 우리 몸을 지키는 파수꾼 역할을 하는 체내 기관으로, 림프절이 대표적입니다. 편도와 아데노이드의 구조도 임파선과 비슷합니다. 편도와 아데노이드는 각각 입 안과 코 뒤에 위치하고 있습니다(그림 6-1). 편도는 입을 벌리고 보면 목젖 옆에 한 쌍이 붙어있고, 크기는 거의 보이지 않을 만큼 작은 것에서부터 밤톨만큼 큰 것까지 다양합니다. 아데노이드는 맨눈으로는 볼 수 없고, 콧구멍 깊이 내시경을 넣어야 볼 수 있습니다. 정확히는 콧구멍의 가장 뒤 비인두라는 곳에 있습니다. 아데노이드의 크기도 작은 것부터 비인두를 가득 채울 정도로 큰 것까지 다양합니다. 편도와 아데노이드는 면역기관으로서의 기능은 거의 퇴화한 기관입니다.

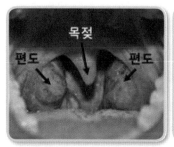
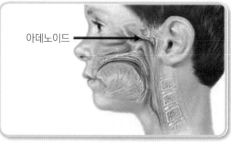

그림 6-1 입안으로 본 편도의 모습(좌), 측면에서 본 아데노이드의 위치(우)

우리아이의 코 막힘과 코골이 해결방법이 있을까요?

소아 코골이의 가장 흔한 원인 중 하나는 앞에 설명한 편도와 아데노이드의 크기가 큰 경우입니다. 편도와 아데노이드가 목구멍과 비인두를 가득 채우고 있으면 숨을 제대로 쉴 수 없습니다. 그나마 억지로 좁아진 숨구멍을 통해 공기가 들락거리는 경우 입천장이나 혀 등 주위의 구조물이 떨리면서 소리가 나게 되는데 이것이 바로 코골이입니다. 이때 좁아진 구멍마저 완전히 막혀 숨을 쉬지 못하게 되면 수면무호흡 상태가 됩니다. 이외에도 비염이나 축농증 등 코 막힘을 유발하는 질환을 가지고 있는 경우에도 코골이가 생길 수 있습니다. 최근 코골이 원인 중 가장 큰 이유로 언급되는 것이 바로 '비만'입니다. 살이 찌면 숨구멍이 좁아져 코를 골게 됩니다. 이런 다양한 원인이 있기 때문에 감별을 위한 검사가 필요합니다. 목 안의 편도 크기를 검사하고, 내시경이나 엑스레이 사진을 통해 아데노이드 크기를 평가하고, 비염이나 축농증의 유무도 파악합니다. 코골이와 무호흡을 가장 정확하게 평가하기 위한 방법에는 수면다원검사가 있습니다. 이는 저녁에 병원에 가서 여러 장치를 몸에 붙이고 평소와 마찬가지로 잠을 자면서 시행하는 검사로 진단을 위해 반드시 필요한 검사이지만 비용 문제로 많은 환자에서 시행되지는 못하고 있습니다.

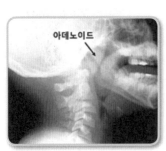

그림 6-2 엑스레이상에서 관찰된 아데노이드 비대증의 모습

소아 코골이가 문제가 되나요?

옛날 어른들은 코를 골며 자는 것을 깊이 잘 자는 것으로 생각하였습니다. 하지만 최근 밝혀진 바에 따르면 코골이와 무호흡은 매우 다양한 문제를 일으킵니다. 우선 코골이와 무호흡이 있으면 수면의 질이 떨어지기 때문에 산만해지고 집중력이 떨어집니다. 잠은 얕은 잠과 깊은 잠, 꿈(렘[REM]) 잠이 있습니다. 수면 중에는 이 세 잠이 적당히 섞여 있어야 하는데, 특히 깊은 잠과 꿈(렘[REM]) 잠이 많아야 낮 동안에 고생했던 뇌가 충분히 쉬고, 여러 가지 학습했던 것들이 장기기억으로 가지런히 정리됩니다. 하지만 코골이와 무호흡이 있으면 얕은 잠만 자게 됩니다. 따라서 뇌가 잘 쉬지 못해 다음날 아침에 일어나기 힘들고, 두통을 호소하게 됩니다. 자제력이 약해져 산만하고 학습 태도도 좋지 않으며, 더구나 장기기억이 잘 이루어지지 않아 성적이 떨어지는 경우가 많습니다. 한창 성장하는 우리 아이들은 수면 중 분비된 성장호르몬으로 키가 자라는데, 성장호르몬은 수면 중 깊은 잠을 잘 때 분비됩니다. 코골이나 무호흡이 있는 경우 깊은 잠의 양이 줄어들면서 성장호르몬의 분비도 줄어들고, 결과적으로 키가 잘 자라지 않을 수 있습니다.

키가 작아지는 것도 억울한데 뚱뚱해질 가능성은 오히려 높아집니다. 우리의 뇌는 하루 종일 끊임없이 정보를 수집하기 때문에 수면 중 충분히 쉬어야 합니다. 코골이와 무호흡으로 수면 중 뇌가 잘 쉬지 못하면 다음날 피로해진 뇌로 인해 신체 활동성이 떨어집니다. 또한 구강구조에도 변화가 옵니다. 코를 심하게 고는 경우 낮에도 코가 막히는 경우가 많아 입으로 숨을 쉬게 됩니다. 숨을 입으로 오래 쉬게 되면 얼굴이 보기 싫게 길쭉해지고, 앞니가 튀어나오게 되는데 이를 아데노이드 얼굴이라 합니다. 코골이가 우리 아이의 얼굴까지 망칠 수 있는 것입니다.

소아 코골이 수술은
언제 하는 것이 좋을까요?

아데노이드는 3~4세, 편도는 6~7세에 가장 커졌다가 이후 급속히 줄어든다는 연구결과가 있었기 때문에, 소아 코골이나 무호흡이 있는 경우 무작정 기다리는 경우가 많았습니다. 하지만 최근의 연구를 보면 편도와 아데노이드가 생각처럼 빨리 작아지지 않고, 코골이나 무호흡도 사라지지 않는 경우가 많습니다. 또한 어릴 때 코를 많이 골았던 아이들은 성장한 후에도 뚱뚱하고 산만한 경우가 많았다는 연구가 있습니다. 따라서 최근에는 가급적 빨리 편도 아데노이드 수술을 시행하는 것이 좋다는 의견이 많습니다.

Q5

편도와 아데노이드 수술은
어떻게 진행되나요?

편도 아데노이드 수술은 편도와 아데노이드를 말끔히 잘라 숨구멍을 열어주는 시술입니다. 전신마취를 해서 아이를 재운 후, 입을 크게 벌려 편도와 아데노이드를 잘라내는데, 과거에는 칼, 가위 등의 기구를 사용했으나 최근에는 고주파, 전동 기구를 사용합니다. 새로운 기구를 사용하면 출혈 및 수술 후 통증이 적다는 연구도 있지만, 아직 어떤 방법이 가장 좋은지 명확하지 않습니다. 수술 시간은 대략 30~60분 정도 소요되는데 수술 방법이나 출혈 정도, 편도나 아데노이드 모양에 따라 더 길어질 수도 짧아질 수도 있습니다. 편도와 아데노이드는 면역기관이지만 거의 퇴화한 상태이기 때문에 제거 후에도 신체에 악영향은 없습니다.

수술 후 일상생활 가능여부

- 1~2주 동안 통증이 있을 수 있다(아이에 따라 통증을 느끼지 못하는 경우도 있다).
- 수술 직후 뜨겁고 자극적인 음식을 먹기 힘들기 때문에 미지근한 죽을 먹는 것이 좋다.
- 고통을 호소하면 유치원, 학교를 쉬는 것을 추천한다.

우리아이는 왜
축농증과 중이염이 자주 걸릴까요?

아데노이드 표면에 붙어있던 세균이 바로 옆에 위치한 이관을 타고 귓속으로 들어가 염증, 즉 중이염을 일으킬 수 있습니다(그림 6-3). 아데노이드의 표면은 울퉁불퉁해서 세균이 살기 좋은 공간입니다. 따라서 아데노이드를 제거하면 세균도 함께 제거되기 때문에 중이염 발생 가능성을 낮출 수 있습니다. 또한 아데노이드가 너무 큰 경우에는 바로 옆의 이관 입구를 막아서 중이염을 일으킬 수도 있습니다. 따라서 아데노이드가 중이염을 일으키는 원인이 될 수 있습니다.

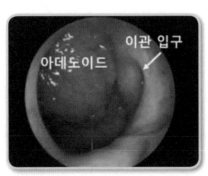

그림 6-3 비내시경으로 관찰된 아데노이드와 이관의 입구

수술 후 재발

- 절제한 아데노이드가 다시 자라나는 경우
- 비염이나 축농증이 생긴 경우
- 살이 찌는 경우

✚ 나오며

아이들의 코골이와 무호흡은 아이의 학습, 성장, 외모에 심각한 영향을 미칠 수 있기 때문에 결코 가볍게 볼 문제가 아닙니다. 부모님의 관심과 적극적인 치료가 필요합니다. 방법은 어렵지 않습니다. 가까운 이비인후과를 찾아 상담받으세요.

PART

7

코골이와 수면무호흡

✚ 들어가며

최근 방송이나 인터넷에서 코골이와 수면무호흡에 관한 내용이 자주 언급되기 때문에 코골이와 수면무호흡증이라는 질병이 낯설지 않으실 겁니다. 그러나 과학적이고 정확한 진단과 치료에 대한 소개는 많이 부족한 실정입니다. 정확한 진단 없이 수술적 치료만을 권하는 이가 있는 반면, 체중 감량만이 유일한 방법이라며 무리한 다이어트를 강요하는 이도 있습니다. 많은 환자들이 잘못된 정보의 홍수 속에서 뚜렷한 해결책 없이 저질의 수면으로 인한 고통을 받고 있습니다. 많은 환자들에게 조금이나마 도움이 되고자 지금부터 코골이와 수면무호흡증에 대한 전문가들의 정확한 견해를 소개하려 합니다. 정확한 정보에 따라 올바른 선택을 한다면, 당신은 '꿀잠'에 한 발 다가갈 것이고, 당신의 가족들은 당신의 코골이 소리로부터 해방될 수 있을 것입니다.

코골이를 방치해도 괜찮은가요?

공기는 우리가 숨을 들이마실 때 코 -> 목 -> 폐 순서로 지나가며 이 통로는 우리가 흔히 알고 있는 '기도'입니다. 기도는 우리가 잠을 자는 동안에도 주변에 있는 근육으로 공기가 지나갈 수 있는 일정 공간을 유지합니다. 그런데 살이 찌는 경우, 혹이 있는 경우 등의 이유로 기도가 좁아집니다. 좁아진 통로로 지나가는 공기의 압력이 높아지면서 주변의 기도를 진동시킵니다. 이때 발생하는 소리가 코골이이며, 기도가 더 좁아져 공기가 지나가지 못하게 되는 경우가 바로 수면무호흡입니다.

코골이나 수면무호흡을 수면호흡장애라고 하는데, 많은 종류의 병을 포함하지만 코골이나 수면무호흡이 가장 흔합니다. 우리 몸은 수면 중에도 깨어있을 때와 마찬가지로 몸에 산소를 공급해줘야 합니다. 그런데 수면 중 무호흡으로 산소가 공급되지 못하면, 뇌가 우리 몸의 이상상태를 감지하게 됩니다. 우리의 뇌는 놀라서 우리 몸을 억지로 깨워 숨을 쉬게 하고 이것이 밤새 반복되면서 만족스럽지 못한 수면을 겪게 됩니다. 결국 잠을 많이 잔 것 같음에도 불구하고 낮 동안 피곤하고, 멍해지고 업무나 학습 능력이 떨어지게 됩니다. 많은 연구에서 수면무호흡과 같은 수면질환이 피곤함이나 졸음을 가져오고, 이로 인해 교통사고, 산업재해까지 유발된다고 보고하고 있습니다.

수면 시 장시간 동안 무호흡이 반복된 경우, 수면 시간 중 충분한 휴식을 취하지 못해 수많은 합병증들이 발생하게 됩니다. 많은 연구에서 수면무호흡증이 고혈압, 심부전, 뇌졸중, 당뇨, 이상지질혈증 같은 질병뿐 아니라 돌연사와도 밀접한 관련성이 있는 걸로 알려졌고, 장기간 관찰한 연구에서 실제로 수면무호흡증이 있는 환자의 경우 정상인보다 사망률이 더 높다고 보고되었습니다. 또한 위식도 역류, 성기능 장애, 우울증, 집중력 장애 등 다양한 질환도 수면무호흡증이 원인인 경우가 많습니다. 결국 환자의 삶의 질에 밀접한 영향을 줄 수 있는 잠재력을 가지고 있기 때문에 수면무호흡증을 쉽게 간과해서는 안 됩니다.

단순 코골이는 수면무호흡보다 상대적으로는 덜 위험합니다. 그러나 코골이는 같이 자는 사람에게 악몽과도 같습니다. 심한 코골이 소리는 공사장이나 비행장 소음 정도로 체감합니다. 어떤 분들은 본인 코골이 소리에 본인이 깨기도 합니다. 또한 코골이는 계속적으로 기도의 점막을 떨리게 해서 조직을 손상시킵니다. 공사장에서 드르륵하면서 땅 파는 드릴 본 적 있으시죠? 이런 작업을 오래 하신 분들은 반복적인 떨림으로 손에 손상이 올 수 있습니다. 코골이도 마찬가지로 입천장, 목젖 등 기도에 손상을 줄 수 있습니다.

수면 무호흡증후군의 원인은 무엇인가요?

나례

친구 소개로 코골이 및 수면 무호흡증후군 전문 병원을 방문했습니다. 그런데 혀가 주원인이라는 친구와는 달리 코뼈가 휘어서 코가 막히는 것이 원인이라고 진단받았습니다.

코의 중앙에는 코를 좌우로 나누는 비중격이 있습니다. 정상적인 비중격은 정중앙에 똑바로 있어야 하는데, 한쪽 방향으로 휘어있는 경우를 비중격 만곡이라고 합니다(그림 7-1). 비중격 만곡의 가장 흔한 증상은 코막힘이며, 이것으로 인해 수면무호흡이 발생할 수 있습니다. 그러나 일반적으로 수면무호흡은 기도의 한 부분의 문제이기보다 여러 부분의 복합적 원인으로 발생하는 경우가 많아 비중격을 수술해서 똑바로 만들어도 수면무호흡이 계속되는 경우를 비교적 흔하게 볼

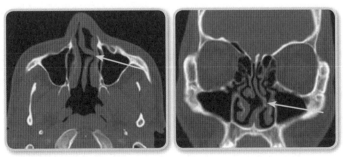

그림 7-1 비중격 만곡증 환자의 CT사진 (화살표: 좌측으로 심하게 만곡된 부분)

수 있습니다.

단지 코뿐만 아니라 비인강, 목젖, 입천장, 혀, 편도 등 기도의 모든 부위 중 한 곳이라도 막히면 무호흡의 원인이 될 수 있습니다(그림 7-2). 이렇게 환자 개개인에 따른 해부학적 구조의 차이가 수면무호흡을 일으킬 수 있어서 정확한 원인 부위를 찾아내는 것이 매우 중요합니다.

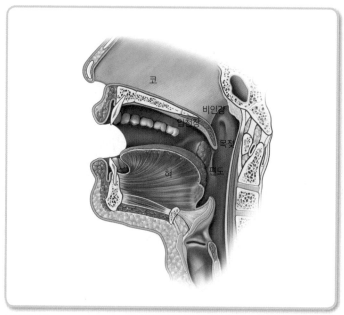

그림 7-2 수면무호흡의 원인이 되는 다양한 해부학적 구조

남자, 여자 중 코골이가 심한 성별이 있나요?

■■■ 사례 ■■■

몇 년 전 폐경이 시작된 54세 여자입니다. 특별히 살이 찌지 않았는데 최근 들어 코골이가 심해진 것 같아 걱정입니다. 친구들에게 물어보니 의외로 같은 고민을 하고 있는 경우가 많은 것 같습니다. 이유가 있을까요?

수면무호흡은 일반적으로 여성보다는 성인 남성에서 유병률이 더 높은 것으로 보고되고 있으나, 성인 여성의 경우 폐경을 전후로 유병률이 급격히 증가해 남성과 비슷해집니다. 최근의 대단위 역학연구에서도 폐경이 폐쇄성 수면무호흡의 위험인자임을 나타내는 자료들이 보고되고 있지만 아직까지 그 원인은 명확히 밝혀지지 않았습니다. 하지만 폐경이 되면 수면무호흡을 억제하는 기능을 하는 황체 호르몬이 감소하여 이러한 현상이 나타난다는 가설이 널리 통용되고 있습니다. 그 외에도 복부비만, 고혈압 등 수면무호흡과 관련된 요소들이 폐경이 시작하면서 증가되기 때문이라는 가설도 있습니다. 그렇다면 폐경 이후 수면무호흡으로 진단된 환자들에서 호르몬을 보충해 주면 치료가 될까요? 안타깝게도 현재까지 폐경기 이후 환자들을 대상으로 한 호르몬 치료의 대규모 연구는 이루어지지 않았습니다. 호르몬 대체요법으로 일어날 수 있는 부작용에 대한 부분을 간과하지 않을 수 없기 때문에 호르몬제를 사용한 수면무호흡의 치료는 아직 조심스러운 부분이 있습니다.

Q4

수면 무호흡증후군 검사는 무엇이 있나요?

■■■ 사례 ■■■

20년 전에 코골이 수술을 한 적이 있는 50세 남성입니다. 코골이와 수면무호흡이 심해 병원을 방문했는데, 예전과 달리 받아야 할 검사가 많아서 부담스럽습니다. 모든 검사를 다 받아야 하나요?

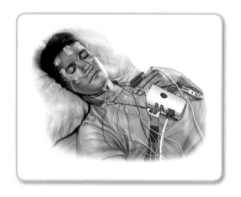

수면무호흡을 진단하기 위해서는 여러 가지 검사를 받아야 하는데, 그 중 수면다원검사가 가장 중요합니다. 수면다원검사는 센서를 부착하여 잠든 상태의 정확한 수면의 상태와 질을 파악할 수 있습니다. 뇌파, 근전도, 눈 움직임, 혈중 산소농도, 심전도, 호흡하는 공기의 양, 코골이 정도, 심지어 적외선 카메라로 자는 모습을 밤새 녹화하면서 수면 중 일어나는 수많은 일들을 정확히 체크합니다. 무호흡뿐만 아니라 수면 단계, 수면의 질, 수면 중 깨는 정도와 이유, 이갈이, 사지의 움직임 등도 진단됩니다. 또한 기도의 어느 부위가 막혔는지 확인하기 위해 내시경, X-ray, CT 등의 검사도 필요합니다. 경우에 따라 수면과 똑같은 상태를 위해 약물로 수면을 유도한 뒤 내시경으로 막힌 부위를 확인하는 약물 유도 수면 내시경 검사가 사용되기도 합니다. 정확한 폐쇄 부위를 확인해야 그에 맞는 적절한 치료 방법을 선택할 수 있기 때문에 이 검사를 받는 것은 매우 중요합니다.

Q5

수면 무호흡증후군의 비수술적 치료는 무엇이 있나요?

가장 기본적인 비수술적 치료 방법은 체중감소, 금주, 금연 등 생활 습관을 개선하는 것입니다. 또한 무호흡 예방에 좋은 특정 자세(좌-우측으로 혹은 엎드려서)를 찾아서 자는 것도 도움이 됩니다. 수면무호흡 치료 장치에는 양압호흡기(양압기)와 구강내장치가 있습니다. 양압기는 일종의 공기펌프와 같습니다. 모터에서 발생된 강한 압력의 공기가 마스크를 통해 코로 들어가서 기도를 지나면서 좁아진 부위를 열어주는 역할을 합니다. 많은 연구에서 양압기는 수면무호흡의 증상을 개선시키고, 합병증 발생률을 낮추는 것으로 보고되었습니다. 구강 내 장치는 마우스피스와 비슷한 장치로 아래턱을 앞으로 이동시켜서 기도를 넓혀주는 기능을 합니다. 구강 내 장치는 심한 무호흡환자보다 비교적 가벼운 정도의 환자에게 권장하고 있으며, 환자에 따라 사용하면 안 되는 경우도 있기 때문에 반드시 전문의와 상담 후 결정해야 합니다.

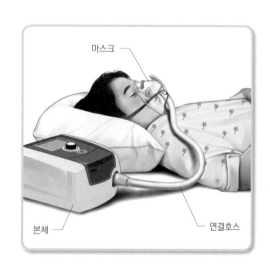

마스크

본체

연결호스

Q6

양압기는 매일 사용해야 되나요?

━ 사례 ━

최근 양압호흡기 치료를 시작한 42세 남성입니다. 의나 선생님은 이 기계를 쓰면 코골이와 수면무호흡 등상이 개선될 것이라고 했지만 매일 사용하기 번거롭고 힘듭니다. 다른 좋은 방법은 없는지 궁금합니다.

　양압기는 매우 효과적이고, 유용한 장치이지만 사용이 불편하다는 큰 단점이 있습니다. 성격이 예민한 환자의 경우 착용감과 사용법이 불편해서 양압기를 꺼립니다. 양압기는 많은 종류와 세팅이 있습니다. 자동, 고정, 압력 조절, 가습 조절 등 많은 선택 사항이 있습니다. 불편함의 원인을 정확히 파악하고 그에 맞게 기기, 세팅, 마스크를 바꾸면 많은 도움이 됩니다. 특히 마스크는 환자의 얼굴 크기나 형태에 맞게 사용해야 하는데 코만 덮는 마스크, 얼굴 전체를 덮는 마스크, 콧구멍에만 끼우는 마스크 등 다양하게 있습니다. 양압기는 기본적으로 우리 몸에 코를 통해 공기를 불어 넣기 때문에 코의 상태가 매우 중요합니다. 비중격 만곡증이나 비염, 축농증 등이 있는 경우에는 코가 막혀서 공기가 지나가지 못해 양압기 사용이 어렵습니다. 이럴 경우 내시경이나 영상 사진 등의 검사를 통해 코의 상태를 정확히 확인하고 치료하는 것이 매우 중요합니다. 경우에 따라 약물치료가 필요한 경우도 있고, 수술이 필요한 경우도 있습니다.

코골이 수술의 효과는 무엇인가요?

■■■ 사례 ■■■

며칠 후 군대를 가는 20세 남성입니다. 평소에 코골이가 심해서 수술을 하려고 하는데 인터넷을 찾아보니 수술 후 통증이 너무 심하다는 말을 듣고 걱정이 앞섭니다. 코골이 수술진행 방법과 효과를 인터넷에 찾아보아도 상반되는 의견이 많아 무엇이 맞는 정보인지 파악하기 힘듭니다. 수술해도 괜찮을까요?

수술은 수면무호흡의 중요한 치료 방법입니다. 과거에는 정확한 검사 방법이 발달되지 않고 지식도 부족해서 목젖을 잘라내는 단순한 수술법이 사용되었습니다. 현재는 의학과 과학의 발달로 수술의 종류도 매우 다양해서 폐쇄 부위 및 정도에 따라 환자맞춤형 수술을 할 수 있게 되었습니다. 물론 모든 환자가 수술로 해결되지 않을 수 있습니다. 환자에 따라 양압기 등의 장치가 필요한 경우도 있고, 반대로 수술이 필요한 경우도 있습니다. 중요한 것은 정확한 진단과 이에 따른 올바른 치료 방법을 선택하는 것입니다. 실제로 많은 환자들이 수술 후 성공적인 결과를 느끼고 만족해합니다. 편도제거나 구개인두성형술 같은 수술은 수술 후 통증이 있지만 약물치료로 통증을 줄일 수 있습니다. 일부 환자에서 수술 후 재발하는 경우도 있습니다. 경우에 따라 수술 후 출혈이 생기는 경우도 있지만 수술 이후 노화, 체중 증가, 음주 등으로 무호흡이 재발하는 경우도 있습니다. 따라서 수술 이후 체중 조절, 금주, 금연은 필수입니다.

수면무호흡증과 나이가 연관이 있나요?

■■■ 사례 ■■■

기세 남성입니다. 최근 가장 고민인 건은 코골이 등세와 함께 동반한 기침입니다. 아침엔 입안도 말라 있어 기상 후 숙면을 취한 느낌이 들지 않습니다.

여러 연구에서 65세 이상의 노인에게서는 수면무호흡의 발생 위험이 2~3배나 높다는 결과가 나와 있지만 노인 스스로 수면무호흡을 겪고 있는지 모르는 경우가 많습니다. 일반적으로 수면무호흡은 코골이, 주간 졸음이 주된 증상이고 여기에 비만 및 연구개나 호흡 기계 구조 이상이 동반되는 경우가 많습니다. 우선 노인에서는 코골이가 실제 수면무호흡과 관련이 크게 없을 수 있으며 비만과도 그 연관성이 이어집니다. 여기에 많은 노인들은 최소 1개 이상의 다른 동반 질환을 가지고 있는 경우가 많아 수면무호흡증의 문제가 제대로 드러나지 못하는 경우가 많습니다. 또한 노인층의 흔한 질환인 우울증, 일차성 불면증 등은 그 자체로 낮 동안 졸음 증상을 일으킬 수 있어 진단에 어려움이 있습니다. 어쨌든 노인에서 수면무호흡증의 빈도가 다른 연령대에 비해 더 높다는 것은 명백한 사실이므로, 노인에서의 수면무호흡의 관리에 대해서 한번 면밀히 숙고해 볼 필요가 있습니다. 노인도 중장년층과 마찬가지로 수면무호흡으로 인해 많은 합병증(심혈관질환, 뇌졸중, 인지기능 등)이 발생할 수 있으며, 수면무호흡을 치료하면 합병증을 없애는 데 도움이 됩니다. 특히 노인들에게 가장 무서운 질병 중 하나인 치매 예방에 있어서 효과가 있다는 보고가 있습니다.

✚ 나오며

코골이와 수면무호흡은 치료가 필요한 질병이며, 치료 이전에 정확한 진단이 우선입니다. 코골이와 무호흡으로 고통받고 있다면 가까운 이비인후과를 방문하여 문진 및 진찰을 통해 수면다원검사의 필요성을 확인하는 것이 좋습니다. 수면다원검사를 통해 수면무호흡이 진단되었다면, 생활습관 교정과 더불어 양압기의 사용 혹은 수술적 치료 등 의료진과 함께 치료를 위한 노력을 할 필요가 있습니다. 적절한 진단과 치료를 통해 수면무호흡증으로 인한 증상 및 합병증으로부터 많은 환자들이 자유로워질 수 있기를 바랍니다.

PART

8

코피

✛ 들어가며

누구나 한 번쯤 코피를 흘려본 경험이 있습니다. 특히 공부 혹은 업무 중 코피를 쏟게 되면, 종종 성실함의 상징으로 여겨지곤 합니다. 물론 그 반대의 경우도 있습니다. 만화 혹은 영화 속 장면에서 야한 상상을 하거나 야한 동영상을 볼 때, 쌍코피가 터지는 경우처럼 말입니다. 동전과 같이 양면성을 가진 코피, 실제로 우리는 코피에 대해 얼마나 잘 알고 있을까요? 코피는 마음을 졸이며 큰 걱정을 해야 하는 질병일까요? 아니면 대수롭지 않게 생각해도 되는 질병일까요? 이비인후과 의사에게도 코피는 두 가지 의미를 모두 가지고 있는 질병입니다. 대부분은 조절이 잘 되는 것이 코피이지만, 이비인후과 의사라도 조절이 잘 되지 않는 응급 환자의 코피를 한 번이라도 경험한다면 그 아찔한 경험을 다시는 하고 싶지 않을 정도입니다. 수도꼭지를 튼 것처럼 코피가 콸콸 나오는 경우도 있어 지혈하며 밤을 새는 경우도 있기 때문입니다. 알아두면 언젠가 반드시 도움 되는 코피에 대해 지금부터 자세히 알아봅시다.

코피를 올바르게 지혈하는 방법은 무엇인가요?

"코피가 날 때 어떻게 대처하십니까?"라고 질문하면, 대부분 코 위쪽 부분을 잡는다든지, 코 안을 휴지로 틀어막는다든지, 고개를 하늘로 향하여 들고 있는다고 대답하는 경우를 많이 봅니다. 지금 이 글을 읽는 분들만큼은 제발 그렇게 하지 말라고 당부하고 싶습니다.

비출혈은 외상, 비중격 질환, 염증, 종양, 동맥류와 같은 국소적 원인과 노화, 고혈압, 혈액응고장애, 동맥경화증, 약물과 같은 전신적 원인에 의해 발생할 수 있습니다.

하지만 80~90% 정도는 특별한 원인 없이 발생하기도 합니다.

〈외상〉 〈비중격 질환〉

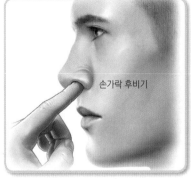

손가락 후비기

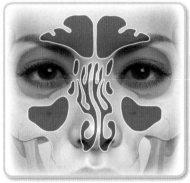

〈염증〉 〈종양〉

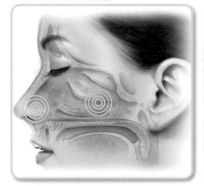 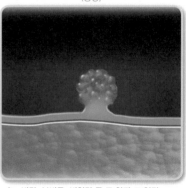

▶ 감기, 부비동염, 알레르기 비염, 기타 비점
막에 염증

▶ 비강, 부비동, 비인강 등 코 안과 그 인접
부위에 생기는 여러 종양

〈동맥류〉 〈혈액응고장애, 동맥경화증과 고혈압 등 전신질환〉

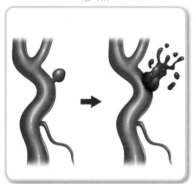 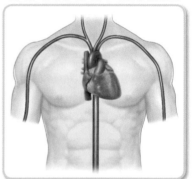

그림 8-1 비출혈의 원인

대부분의 경우, 코의 전방에서 발생하는 코피이므로, 다음과 같은 방법으로 응급처치를 시행하는 것을 권장합니다.

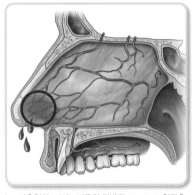

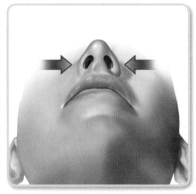

▶ 비출혈의 90%는 비중격 전방의 Kiesselbach 혈관총에서 발생

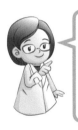

앉아서 입으로 숨을 쉬면서 코 안에 솜을 넣은 후 엄지 손가락과 집게 손가락으로 양쪽 콧방울을 5~15분 눌러줍니다.

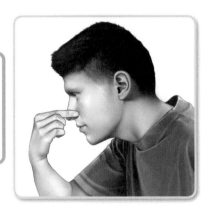

그림 8-2 전방 비출혈의 응급처치

본인의 콧등을 만져보면(성형 수술을 하지 않은 경우) 위쪽 1/3은 딱딱하고 아래쪽 2/3는 물렁물렁하게 만져지며 좌우로 잘 움직일 것입니다. 코의 위쪽 1/3은 뼈로 이루어져 있고, 아래쪽 2/3는 물렁뼈(연골)로 이루어져 있기 때문입니다. 뼈는 만지면 단단합니다. 즉, 압박이 되는 구조물이 아닙니다. 따라서 우리가 코피

가 날 때 눌러줘야 할 곳은 코의 위쪽인 뼈 부분이 아닌 아래쪽 물렁뼈(연골) 부분입니다. 콧방울이라고 부르는 부분을 엄지와 집게 손가락으로 10~20분간 꼭 잡고 있어보세요. 처음에는 코의 앞쪽이 막혀서 코피의 일부가 목 뒤로 넘어가기도 할 것입니다. 코를 막았기 때문에 입으로 숨을 쉬면서 목 뒤로 넘어가는 코피를 입으로 뱉어주세요. 처음에는 액체처럼, 조금 더 시간이 지나면 응고가 되면서 덩어리가 넘어갈 것입니다. 그리고 어느 정도 지혈이 되면 목 뒤로 넘어가던 선지 같은 덩어리 코피도 점점 없어지는 것을 느낄 수 있습니다.

손가락을 사용하는 것과 다르게 휴지를 이용하는 방법도 있습니다. 하지만 이비인후과 의사로서 휴지만 넣고 마냥 기다리는 것은 권하지 않습니다. 왜냐하면 휴지의 힘이 손가락의 힘보다 약하기 때문에 휴지를 막아도 코피가 줄줄 날 수 있기 때문입니다. 따라서 휴지를 넣는다 하더라도 반드시 양쪽 콧방울을 손가락으로 꼭 잡고 기다리세요. 안과 밖에서 동시에 압박한다면, 훨씬 효율적으로 지혈할 수 있습니다. 자, 이제 압박하는 것을 배웠다면 코피가 날 때에 지혈하면서 기다리는 자세는 어떻게 해야 할까요? 많은 사람들이 코피가 떨어지니까 떨어지지 말라고 고개를 뒤로 젖히고 있는데, 이것도 잘못된 상식입니다. 고개를 젖힌 상태에서는 코와 목, 그리고 기도가 일직선이 됩니다, 즉 코피가 목을 타고 기도로 바로 넘어가서 호흡 곤란 등의 문제를 일으킬 가능성이 커집니다. 따라서 고개는 뒤가 아닌 앞으로 숙인 상태에서 압박하고 기다려야 합니다.

가끔 본인의 코피를 보고 쓰러지는 경우가 있습니다. 자신의 출혈을 보고 극심한 스트레스를 받아 혈관이 확장되고 심장 박동이 느려져 결과적으로 혈압마저 낮아지기 때문입니다. 따라서 코피를 보고 절대로 놀라지 말고, 앉아서 안정을 취해주는 것이 좋습니다. 코피가 난다고 오히려 주변에서 호들갑을 떨어 코피가 나는 사람을 더 흥분 상태로 만드는 것은 좋지 않으니, 주변의 협조도 필요합니다. 만일 코피를 쏟다가 식은땀을 과도하게 흘리거나 어지러움, 메스꺼움을 느낀다면 일시적으로 두 다리를 올려 주고 약간 눕는 자세를 취하는 것이 도움이 됩니다.

지혈이 끝난 이후에도 코 안쪽의 점막이 헐어있는 상태이므로, 적어도 2주간은 코 풀기, 코 후비기, 또는 재채기 등의 행동을 삼가야 합니다. 또한 고개를 앞으로 숙인다든지 격렬한 운동을 하는 등 혈류량이 증가되는 격렬한 행동을 피해야 합니다. 비염 증상이 있다면, 이비인후과 의사에게 비염약을 처방받는 것이 도움될 수도 있습니다. 또한 연고(주로 항생제를 포함한 안연고)를 자극이 가지 않도록 조심스럽게 코 안에 발라서 콧속 점막의 재생을 도와주면 좋습니다.

코피가 멈추지 않으면 어떻게 하나요?

코피를 별일 아닌 것으로 생각하는 사람들이 많습니다. 하지만 압박을 했는데도 코피가 멈추지 않으면 그 즉시 병원에 가야 합니다. 이비인후과 의사는 우선은 내시경으로 코피가 나는 부위가 어디인지 확인한 후 압박 지혈을 합니다. 다만 손가락보다는 더 압력 효과가 큰 특수 제작 스펀지를 이용합니다. 이것을 의학적인 용어로는 '패킹'이라고 부릅니다. 스펀지는 혈액이나 수분을 빨아들여, 코 안에서 원래 크기보다 훨씬 크게 팽창하여 더 큰 힘으로 코 안을 압박하게 됩니다. 따라서 패킹을 하면 환자는 그쪽 코로 숨을 쉴 수 없어 답답해합니다. 하지만 몇 시간이고 손으로 누를 수는 없으니 패킹을 하고, 일정 시간 후 패킹을 제거하면 전방

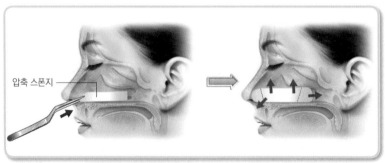

혈액이나 수분을 빨아들이면 크게 팽창하여 비강을 압박

그림 8-3 압축 스펀지를 이용한 전비강 패킹

코피는 대부분 지혈됩니다. 이 경우, 패킹을 제거할 때 일시적인 통증이 동반되는 것이 단점입니다. 만일 이비인후과 의사가 내시경으로 확인했을 때, 퐁퐁 피가 솟고 있는 부위가 보이면 전기소작을 통해 출혈이 발생한 혈관을 직접 지혈하는 경우도 있습니다. 이러한 전기소작법은 비중격점막을 약하게 만들어 구멍이 생길 수 있는 단점이 있습니다. 코피 지혈을 위한 모든 시술은 각각의 장점과 단점이 있어, 환자 상태에 따라 시술 방법을 결정하게 됩니다. 물렁뼈나 점막이 약하고 참을성이 없는 어린이의 경우 압박 지혈을 더 선호하고, 전신적인 질환 혹은 약 때문에, 전반적인 혈관에서 출혈이 있는 경우에는 소작술을 할 수 없는 경우도 있습니다.

코피 때문에 수술하는 경우도 있나요?

코의 후방에는 펑펑 뛰는 혈관, 즉, 동맥혈관의 하나인 접형구개동맥이 자리 잡고 있습니다. 만일 여기에서 피가 나는 경우에는 단순압박만으로 코피가 멈추지 않습니다.

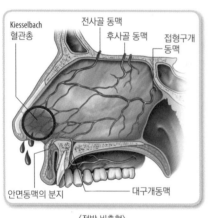

〈전방 비출혈〉

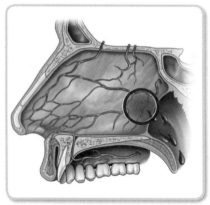

〈후방 비출혈〉

그림 8-4 비중격의 혈관분포와 비출혈의 종류

동맥혈관에서 출혈이 일어난 경우, 주로 밤이나 새벽시간에 많은 양의 코피가 나다가 멈추다가를 반복하는 양상을 보입니다. 코피의 양이 종이컵 한 컵보다 많은 경우도 있어 때로는 '수도꼭지를 튼 것처럼 코피가 쏟아진다'라는 표현을 쓰기도 합니다. 후방에서 코피가 나는 경우에도 우선은 패킹을 시행하여 지혈이 되기를 기다려 볼 수 있습니다. 하지만 패킹으로 지혈이 되지 않는 후방 출혈의 경우, 지혈 기구가 더 깊이 들어가서 발생하는 통증이 심하기 때문에 수술실에서 지혈하여야 합니다. 또한 출혈 부위가 잘 보이지 않아서 출혈부위를 보기 위해 코 안의 구조물을 젖히거나 일부 제거해야 되는 경우에도 수술실에서 지혈하여야 합니다. 수술실에서 부분마취가 힘들 것으로 생각되면, 이비인후과 의사의 판단으로 전신마취 후 수술하게 됩니다.

코피가 나는 혈관을 찾아서 지혈기구를 사용하여 소작하지 않고, 클립 같은 것으로 묶고 나오는 경우도 있는데, 이러한 수술을 동맥 결찰술이라고 부릅니다. 영상의학과에서 혈관조영술을 통해 동맥색전술이라는 시술을 하는 경우도 있습니다. 동맥색전술이란, 코피를 일으키는 혈관 안에 채우는 물질을 넣어서 피가 나지 않도록 하는 방법입니다. 쉽게 설명하면, 고무관에 물이 새고 있을 때 고무관 안에 점토 같은 것으로 막아서 물이 나지 않도록 하는 것이 색전술, 고무관 바깥쪽을 조여서 물이 안 새게 하는 것이 결찰술입니다. 동맥색전술은 다리에 있는 혈관으로부터 머리에 있는 혈관까지 찾아 들어가는 전문성이 요구되는 시술이므로, 반드시 이에 능숙한 영상의학과 의사가 있을 때 가능합니다. 색전술을 할 경우 재출혈, 안면 및 잇몸의 감각 이상 등의 합병증이 드물게 발생할 수 있습니다.

코피와 코막힘이 동시에 생기면 어떻게 해야하나요?

　만일 한 쪽 코가 막히면서 그쪽으로 코피가 많이 난다면, 비중격 만곡이 동반된 경우일 수 있습니다. 비중격 만곡이란 비중격이 한쪽으로 휘어져 있는 구조적인 변형을 말하며, 비중격 만곡이 있을 경우 휜 쪽의 혈관이 좀 더 노출되기 쉬워져 반복적인 출혈이 발생할 수 있습니다. 이러한 경우도 압박 지혈을 하면 도움이 되지만, 반복적으로 코피가 난다면 근본적으로 비중격 만곡을 교정하는 수술인 비중격 교정술까지도 염두에 두어야 합니다.

　드문 경우지만 코 안에 혈관종, 유년성 비인강 혈관섬유종 같은 종양이 원인이 되는 경우도 있으므로 반드시 이비인후과 의사의 진료를 받아야 합니다. 혈관종은 비정상적인 혈관이 뭉쳐 있는 덩어리를 말하며, 유년성 비인강 혈관섬유종은 유년기에서 청소년기에 주로 나타나는 혈관성 종양으로 두 경우 모두 수술적 치료가 필요합니다. 중년기 이후, 특히 흡연자에서는 코 안에 암이 발생하는 경우도 있으므로 이비인후과 진료를 통해 반드시 확인해야 합니다. 코에 암이 생기는 경우에는 조직형에 따라 수술, 항암치료, 방사선 치료 등의 방법이 결정될 수 있고, 암 자체가 치료가 되어야 코피가 조절될 수 있습니다.

✚ 나오며

코피는 이비인후과 의사라면 필연적으로 볼 수밖에 없는 질환이지만 아직도 무서울 때가 있습니다. 그만큼 경한 코피에서부터 중한 코피에 이르기까지 그 양상이 사람마다 천차만별입니다. 하지만 대부분의 경우, 코의 전방에서 발생하는 코피이므로, 알려준 대로 흥분하지 말고 차근차근 지혈을 먼저 시도하는 것이 중요합니다. 만일 그래도 안 되면 나의 코피를 책임져서 치료해 줄 이비인후과 의사가 있다는 사실을 기억하고 도움을 청하면 됩니다.

PART

9

코뼈 골절

✚ 들어가며

간단한 것 같지만 진단부터 어려운 것이 바로 코뼈 골절입니다. 코뼈 골절은 안면에서 가장 흔하게 일어나는 골절이며 누구나 한 번쯤은 코를 다쳐 코피를 흘린 적이 있을 것입니다. 이렇듯 흔한 코뼈 골절에 대해 그간 궁금했던 점에 대해 하나씩 알아보도록 할까요?

코피를 올바르게 지혈하는 방법은 무엇인가요?

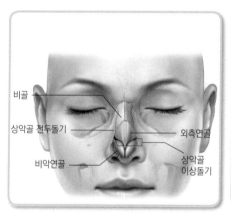

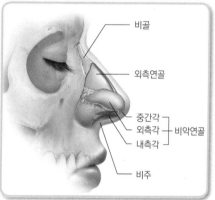

코뼈는 코 전체부위를 차지하고 있지 않습니다. 위쪽 1/3은 뼈로, 아래쪽의 2/3 정도는 연골로 이루어져 있습니다. 코뼈는 다른 뼈와 코 연골에 의해 지지되며, 앞으로 돌출되어 있기 때문에 얼굴뼈 중 가장 흔하게 골절됩니다. 또한 코뼈가 다른 뼈보다 얇다는 점도 골절이 잘 되는 이유입니다.

Q2

코뼈 골절은 육안으로 확인이 가능할까요?

코뼈 골절이 의심될 때는 방사선 촬영, 특히 CT 촬영이 가능한 이비인후과 병원을 빨리 찾아가는 것이 좋습니다. 대부분 일반 방사선 촬영으로 골절선을 확인하여 코뼈 골절을 진단할 수 있으나, 방사선 촬영으로 골절 부위를 정확히 평가하기 어려운 경우도 있습니다. 특히 비중격 골절은 방사선 촬영으로 확인하기 어렵기 때문에 CT 촬영이 도움이 됩니다. 코뼈 골절로 진단이 되면 치료시기를 결정해야 합니다. 원칙적으로 코뼈 골절 후 7일 이내에 수술하는 것이 바람직하며, 늦어도 10일 이내에는 시행하는 것이 좋습니다. 또한 코를 다치면 부종이 발생하기 때문에, 부종이 발생하기 전 또는 부종이 빠지게 되는, 3일 정도 후에 치료하는 것이 가장 좋습니다. 하지만 부종이 빠진 후 병원을 방문하면 병원 일정 등으로 즉각적인 진단 및 치료가 어려울 수도 있으므로, 가능한 다친 후 즉시 병원을 방문해야 합니다.

코뼈를 다친 후 의료진에게 알려야 할 정보

1. 다치기 전의 코 모양(코가 휘어있던 정도)
2. 다친 후 코막힘 발생 여부
3. 코뼈 골절 경험 여부
4. 아스피린 복용 여부(아스피린은 코피를 유발함)
5. 코성형 여부
6. 알레르기 비염 경험 여부

코에 멍이 들었는데, 병원에 가야하나요?

코뼈는 비중격이 밑에서 지지하고 있습니다. 코뼈에 강한 충격이 가해질 경우 코뼈에 골절이 발생하기도 하지만, 코뼈를 지지하고 있는 비중격의 골절이 발생하기도 합니다. 비중격이 골절되면 비강 내부 변화로 인해 코가 막힐 수 있습니다. 따라서 외관상 변형이 없더라도, 비중격 골절이 동반되어 있을 수 있기 때문에 이비인후과를 방문하여 진찰 후 교정이 필요합니다.

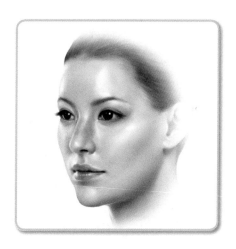

Q4

수술 후,
원래의 코모양으로 회복되나요?

코뼈 골절 후 수술을 한다고 해서, 수술 전 모양으로 복원하는 것은 불가능에 가깝습니다. 특히 여러 조각으로 골절됐을 경우 이를 정확하게 맞출 수는 없고, 수술 시에 코 모양을 잘 맞춰도 부기가 빠지면서 변할 수 있습니다. 수술은 뼈 조각들을 최대한 맞춰 외관상 변형을 최소화하여 코 기능에 이상 없도록 하는 것이 최대 목적입니다. 따라서 코뼈 골절 수술 후에도, 부기가 빠질 때까지 외래 치료를 받아야 합니다. 간혹 오랜 시간이 지나 코 모양이 변한 경우, 코성형술 등을 시행하여 코 모양을 교정해야 합니다. 특히 1년이 지났다면 코뼈 골절에 대한 재수술은 불가능하기 때문에 코성형술이 필요합니다.

소아의 코뼈 골절

소아의 코뼈는 성인에 비해 탄성이 좋아 잘 부러지지 않지만, 골절이 발생되면 추후 코 성장장애를 보일 수 있으므로 반드시 정밀검사를 받아야 한다.

Q5

코뼈 골절 시 반드시 수술이 필요한가요?

　골절이 일어났을 경우, 전문의의 판단에 따라 수술을 받지 않는 경우도 있습니다. 코뼈의 선상골절, 즉 금이 갔다고 표현되는 골절의 경우는 수술하지 않습니다. 또한 골절이 있더라도 골절 부위가 어긋나지 않고 제자리에 위치하는 경우에도 수술하지 않고 지켜볼 수 있습니다. 하지만 코뼈가 부러진 후, 조각이 안으로 함몰되거나 옆으로 이동한 경우는 수술이 필요합니다. 또한 골절부위를 정확히 파악하기 위해 보편적으로 CT 촬영을 하고 있습니다. 수술은 국소마취 또는 전신마취하에 시행하며 환자의 상태, 수술을 견디는 정도, 골절의 형태 등에 따라 마취 방법을 결정합니다. 마취 후, 코 안으로 기구를 삽입해 골절로 인해 비뚤어진 코뼈 조각들을 바로 잡아 최대한 제 위치로 교정합니다. 코 안에는 바셀린 거즈를 3일간 넣어서 정복된 코뼈가 아래로 함몰되지 않도록 지지하고 콧등에는 딱딱한 스플린트를 거치해 외부충격으로부터 보호합니다. 단순 코뼈 골절의 경우 수술 시간은 5분 내외이지만, 복잡한 골절의 경우 코기둥을 절개하여 수술하기도 합니다. 그러나 절개하여 수술하는 경우는 그리 많지 않습니다. 평소 비중격이 휘었거나 코모양이 맘에 들지 않다고 비중격 수술이나 코성형을 코뼈 골절 수술 시 함께하는 것은 좋지 않습니다. 수술 시 비중격이 약화되면 지붕에 해당하는 코뼈가 낮아질 수 있기 때문입니다. 코성형술도 코뼈 골절 수술 후 6~12개월 뒤에 하는 것이 좋습니다.

✚ 나오며

코는 눈에 잘 띄는 얼굴의 정중앙에 위치한 구조물이기 때문에 미의 기준에 큰 요소를 차지합니다. 따라서 코뼈 골절 시 정확한 진단 및 동반골절이 있는지 확인하고 정확한 치료가 가능한 병원을 찾아 조기에 진단받는 것이 매우 중요합니다. 치료시기를 놓치면 간단한 치료도 시간과 비용을 많이 들여야 하는 상황으로 커질 수 있기 때문입니다.

PART

10

비강 내 이물

✚ 들어가며

코 안에 이물감이 느껴져 병원에 오는 경우가 많습니다. 아이의 경우, 코 안에 무엇인가 집어넣는 것을 부모님이 목격한 경우 그나마 다행입니다. 장난감 부속물, 콩, 동전, 면봉조각, 유리, 금속 물질, 연필 뚜껑, 알약 등 그 종류는 상상도 못 할 만큼 많습니다. 아무 이유 없이 한쪽 코에서 노란 콧물이나 맑은 콧물이 계속 나오고 소아과나 한의원에서 약을 복용한 후에도 별다른 차도가 보이지 않는 경우, 알고 보면 아이의 코 안에 이물질이 들어갔기 때문인 경우가 많습니다. 이때는 내시경으로 장난꾸러기 꼬마아이들의 코 안을 세심하게 관찰하여 빼주곤 합니다. 이처럼 우리 일상에서 쉽게 생길 수 있는 코 안 이물질에 대해 자세하게 알아볼까요?

아이의 코에 장난감이 들어갔을 때 대처법은 무엇인가요?

호기심 많은 아이들은 물건을 만지거나 입, 코 등에 집어넣어 탐색하는 특성이 있습니다. 평소 코, 입안에 물건을 집어넣으려는 장난꾸러기 아이의 경우 지속적인 관심이 반드시 필요합니다. 코 안에 무언가 넣는 것을 발견하는 순간이나 깊게 집어넣지 않은 경우, 이물질을 쉽게 빼낼 수 있지만 표면이 미끄러운 동그란 모양의 작은 장난감은 깊숙한 곳까지 들어가 빼내기 어렵습니다. 특히 5세 이하의 어린아이의 경우, 깊이 들어간 이물질을 발견하기 힘들고 아이가 의사표현을 명확하게 하지 못해 그냥 넘어가는 부모님들이 종종 계십니다. 하지만 이물질이 빠졌는지 명확하게 확인하지 않고 지나가면 콧물, 고열, 구토 등을 초래할 수 있어, 이비인후과를 방문해 반드시 제거해야 합니다.

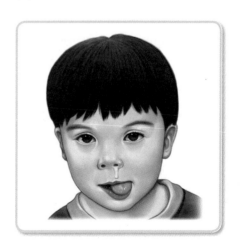

이물질이 들어갔을 경우
증상은 무엇인가요?

　코 안에는 뭐든지 들어갈 수 있습니다. 장난감 부속물, 콩, 동전, 면봉조각, 유리, 금속 물질, 연필 뚜껑, 알약 등 무궁무진합니다. 많은 연구와 통계에 의하면 여자아이보다는 남자아이가 많고, 오른손잡이의 아이들의 경우 대부분 오른쪽 코 안에 집어넣는다는 결과가 있습니다. 코 안에 들어가는 이물질들은 동그랗고 표면이 부드러운 것이 많습니다. 이런 물체는 집어넣기 편할 뿐만 아니라 자극이 적어 오랜 기간 코 안에 머무르게 됩니다. 이물이 오래 있게 되면 코막힘, 콧물, 감염, 코점막 궤양, 출혈, 통증, 그리고 심각한 흡인까지 생기며, 특히 야채나 콩과 같은 이물질은 수분을 흡수하여 부풀어 올라 제거하기 어렵습니다.

　보통의 경우 부모나 보모, 선생님이 아이가 코 안에 이물을 넣는 행동을 목격하고, 병원에서 안전하게 제거하여 빠른 시간 안에 해결됩니다. 하지만 간혹 코 안에 이물질이 들어갔는지 모른 채 지내다가 아이의 코 안 점막이나 다른 부위에 합병증이 생기는 경우가 있어 항상 신경써야 합니다. 보호자들이 제거하기 위해 무리하게 힘을 가하는 경우 코 안에 상처가 나면서 코피가 나는 경우가 많습니다. 특히 영유아의 경우 몸부림치다가 더 큰 상처가 날 수 있기 때문에 비강 내 이물이 쉽게 안 나오는 경우 무리하게 제거하지 말고 이비인후과 전문의와 빨리 상의해야 합니다.

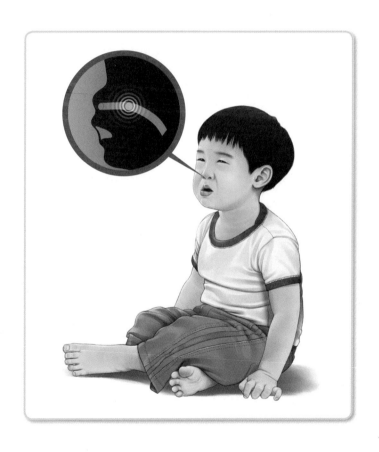

123

이물질은 어떻게 제거하나요?

코에 들어가는 작은 이물질의 경우, 제거하려다가 점점 안으로 들어가 버리는 경우가 있습니다. 이물의 종류에 따라 주변부가 붓고 콧물이 섞이게 되면 좁은 콧속 상황을 분별하기 어렵습니다. 따라서 이비인후과의 비강 내시경으로 확인해야 합니다. 이물의 개수와 위치를 정확히 파악하고 잘 보이지 않는 경우 필요에 따라 영상검사도 시행해 신속하게 처치하는 것이 중요합니다. 안전한 제거를 위해 다양한 기구(양압술식, 흡입도관 등)를 사용하여, 이물의 종류와 모양 그리고 위치에 따라 올바른 처치를 해야 합니다. 제거 전 점막 수축제를 이용하여 코 안을 넓히기도 하고 특히 어린아이의 경우 심리적으로 안정시키는 것이 중요합니다.

✚ 나오며

코 안에 이물질에 대한 올바른 치료방법 질문을 많이 받지만 예방하는 것이 최선의 치료입니다. 아이를 돌보는 사람은 항상 장난감이나 음식물 등 모든 건 코 안에 넣을 수 있다고 생각하고 주의 깊게 관찰해야 합니다. 코 안 이물이 의심되는 경우 가까운 이비인후과를 방문하여 정확하고 신속한 치료를 받아 우리 아이 건강을 지키시길 바랍니다.

PART

11

기침, 가래, 후비루

✚ 들어가며

일반적으로 기침이 발생하면 폐에 문제가 있을 것으로 생각하고 이에 국한하여 치료를 받는 경우가 흔합니다. 하지만 코에 생긴 문제로 인해 가래와 기침이 발생할 수 있다는 사실도 염두에 두어야 합니다. 이러한 증상들의 원인은 다양하며 코감기나 축농증과 같은 급성 감염성 질환에 의한 경우, 치료 후 대부분 완치됩니다. 하지만 치료에도 불구하고 만성적으로 증상들이 지속되는 경우도 있어, 여러 병원을 전전하거나 평생 고질병으로 생각하면서 지내는 경우도 있습니다. 따라서 앞으로의 이야기를 통해 기침, 가래, 후비루 등의 이비인후과 질환 지식을 공유하고자 합니다.

Q1

기침이란 무엇인가요?

기침은 인체의 정상적인 방어 작용으로 외부로부터 해로운 물질이 기도로 유입되는 것을 방지하는 역할을 합니다. 감기 때 흔히 나타나는 증상이지만, 이런 경우 적절히 치료하고 합병증만 발생하지 않는다면 몇 주 이상 지속되는 경우는 거의 없습니다. 이에 반해 8주 이상 지속되는 경우를 만성 기침이라고 하는데, 이는 치료가 어려울 수 있고 다른 특별한 기저 원인이 있을 수 있습니다.

후비루 증후군, 천식, 위-식도역류질환이 만성 기침의 3대 원인으로 전체의 85% 이상을 차지합니다. 이외에도 흡연이나 특정계열의 혈압약을 복용하는 경우에도 발생할 수 있습니다. 이 중 이비인후과 질환에 속하는 후비루란 코 내부에서 생성된 콧물이 목으로 넘어가는 현상을 말합니다. 이로 인해 인후두 부위가 자극되어 기침이 발생하고, 고여 있던 코 가래를 입으로 내뱉게 됩니다. 일부 환자에서는 후비루 증상을 호소하지만 내시경 검사에서는 직접적으로 관찰되지 않는 경우도 있는데 이를 '후비루 증후군'이라 하며, 최근에는 이를 '상기도 기침 증후군'이라고도 말합니다. 이는 후비루가 기침을 유발하는 중요한 요인임을 단적으로 나타낸 것이라 할 수 있습니다.

기침의 원인은 무엇인가요?

　만성 기침의 원인은 매우 다양하기 때문에 이비인후과, 호흡기내과, 그리고 소화기내과 등 여러 과의 체계적인 진료가 필요합니다. 우선 흡연자는 흡연이 가장 유력한 원인일 수 있고, 고혈압 약물이 기침을 유발할 수 있기 때문에 현재 복용 중인 약물에 대한 확인이 우선적으로 필요합니다. 그 이후 흉부와 부비동 방사선 촬영, 폐기능 검사, 기관지 유발검사 등을 통해 이상이 있는지를 확인하고 치료 방침을 결정하게 됩니다. 특히 후비루가 의심되는 경우에는 이비인후과적 코 내시경 검사를 통해 이를 직접 확인하는 것이 가장 정확합니다.

　진찰을 통해 폐와 호흡기에 관련된 문제가 없다고 밝혀진 경우는 이비인후과 내시경 검사를 통해 코와 목의 이상 소견 여부를 확인해야 합니다. 후비루로 인한 만성 기침의 가장 흔한 원인은 알레르기 비염과 축농증이며, 알레르기 검사나 부비동 방사선 검사 등을 통해 정확히 진단한 후 각 질환에 맞게 적절한 치료를 시행해야 합니다. 특히 소아 만성 축농증의 80% 이상이 기침증상을 동반하기 때문에 면밀한 진찰이 필요합니다. 성인이든 소아든 만성 축농증으로 발생되는 후비루와 기침 등의 증상을 치료하기 위해서는 적절한 약물치료와 수술치료가 수반되어야 합니다. 알레르기 비염과 축농증을 방치할 경우, 중이염이나 수면장애 등이 동반될 수 있으며 특히 소아는 집중력과 성장에 문제를 보일 수 있으므로 적극적인 진단과 치료가 필요합니다. 또한 만성 기침 자체만으로도 수면장애가 유발되는데, 최근 수면무호흡증을 치료함으로써 염증이 줄어들고 만성 기침이 개선된다는 연구가 보고되어 수면무호흡증과 만성 기침의 연관성에 대한 관심이 높아지고 있습니다. 따라서 치료에 반응하지 않는 만성 기침을 호소하는 경우에는 수면무호흡증의 가능성도 의심해볼 필요가 있습니다.

후비루란 무엇인가요?

후비루는 코와 부비동에서 다량으로 생산된 점액이 코 뒤쪽으로 넘어가는 현상입니다. 일반적으로 비인두 내시경으로 관찰하면 점액성이나 화농성 콧물이 콧구멍 뒤편을 통해 목 쪽으로 넘어가는 것을 확인할 수 있습니다. 알레르기 비염 환자나 급성/만성 축농증과 같은 질환에서 흔히 호소하는 증상인데, 이로 인해 코가 목으로 넘어가는 느낌이 반복되고 코와 목 뒤에 무언가 걸려 있는 느낌으로 상당한 불편감을 호소하게 됩니다. 또한 기침, 가래와 같은 증상이 후비루로 인해 동반되며 심한 경우에는 수면 장애까지 발생할 수 있습니다. 급성 축농증이나 알레르기 비염과 같이 명백한 원인으로 발생한 경우에는 약물치료로 효과를 볼 수 있지만, 만성 축농증의 경우에는 수술이 필요할 수 있습니다.

이와 같이 내시경과 기타검사로 후비루의 존재와 이를 일으킨 원인을 파악할 수 있다면 적절한 치료로 증상을 개선시킬 수 있지만, 환자가 반복적으로 심한 증상을 호소함에도 불구하고 뚜렷한 원인이 관찰되지 않은 경우도 종종 경험하게 됩니다. 이런 경우를 후비루 증후군이라 하는데, 내시경 검사에서 후비루의 증거가 보이지 않아 치료하기가 까다롭고, 환자들이 겪는 불편함에 비해 의사들이 상대적으로 심각하게 생각하지 않는다고 느끼는 대표적인 질환이라고 할 수 있습니다.

후비루 증후군은 코증상 중 가장 조절이 힘든 증상 중 하나인데, 증상의 호전을 위해서는 약물치료와 지속적인 식염수 세척이 도움이 됩니다. 중요한 점은 감기처럼 1~2주 정도의 치료로 완치된다는 기대를 가지기보다는 장기간의 지속적인 치료가 필요하다는 점을 인지할 필요가 있습니다.

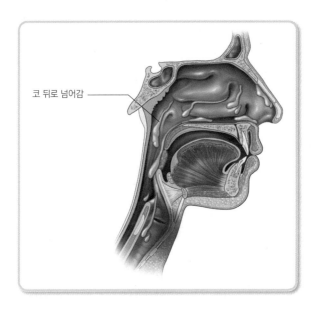

코 뒤로 넘어감

질환이 없어도 콧물이 목으로 넘어가나요?

하루에 만들어지는 평균적인 콧물의 양은 1리터 이상이며, 정상 코의 기능으로 콧물은 뒤쪽으로 수송되어 목 쪽 방향으로 넘어갑니다. 하지만 만들어지는 콧물의 전체가 목으로 넘어가는 것은 아닙니다. 호흡을 하는 동안 코로 들어오는 이물을 걸러내기도 하고, 폐로 넘어가는 공기의 온도와 습도를 조절하는 것에 대부분 사용되어 일부만이 목으로 넘어가게 됩니다. 따라서 대부분의 사람은 정상적인 콧물 양으로는 후비루를 느끼지 못하지만 예민한 사람의 경우 증상을 느낄 수 있습니다.

✚ 나오며

지금도 인터넷에 기침, 가래, 후비루를 검색해 보면 수많은 정보를 확인할 수 있습니다. 정보가 방대 하다 보니 정확한 정보와 과장되고 허황된 정보들이 공존합니다. 심지어 확실히 고칠 수 있다는 가짜 광고들이 쏟아져 나옵니다. 확실히 말할 수 있는 것은 원인을 정확히 밝혀내면 현재도 치료가 충분히 가능하다는 점입니다. 의학은 지속적으로 발전하기 때문에 향후, 더 확실한 치료법이 환자들 앞에 나타날 것이라 기대합니다.

PART

12

코성형

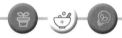

"코성형은 코 전문가인 이비인후과 의사에게 맡겨야..."

얼마 전 유력 일간지에 '이비인후과에서 코성형을 하는 것은 환자를 속이는 일이며, 제대로 된 코성형은 성형외과 전문의에게 받아야 한다'라는 주제의 내용이 실렸습니다. 해당 사건을 자세히 검토한 법원은 이비인후과 의사가 코성형을 하는 것이 문제라는 환자의 주장을 인정하지 않았으며 환자의 부작용은 성형을 하는 의사라면 누구에게나 생길 수 있는 문제라고 판단했습니다. 그러면 환자분의 입장에서 코성형은 누구에게 받는 것이 좋을까요? 그 해답은 코성형의 실체에 대한 진지한 질문을 함으로써 얻을 수 있습니다. 환자 입장에서 코성형의 본질은 아름다운 코 모양과 호흡기능을 개선하는 것입니다. 실제 시행되는 술식을 보면, 코성형으로 코모양이 바뀌는 것은 피부와 점막이 아니라 내부골격인 뼈와 연골의 조작을 통하여 이루어집니다. 미용적 코성형의 경우, 수술 중 코 모양과 비강 구조를 개선하기 위해 피부와 점막의 모양이 바뀌지만 실제는 뼈와 연골만을 조작하고 피부와 점막은 좀처럼 건드리지 않는다는 말입니다. 이비인후과는 코뼈 골절이나 비중격 성형술을 포함한 코의 내부골격을 바로잡는 교정술을 통해 차별된 know-how를 보유하고 있습니다. 코의 기능적인 면에 대한 경험은 물론이고 술기적인 측면에서도 이비인후과 의사를 선택하는 것이 합리적인 선택입니다. 미적으로 모양을 내는 일은 진료과의 특성보다는 술자의 미적감각에 의존하므로 특정과의 우열을 말하기 어렵다고 해야 할 것입니다.

이비인후과서 코 세우면 유죄…법원 '사이비 성형'에 엄해졌다.

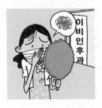

권모(40·여)씨는 2010년 8월 인터넷 언론 인터뷰를 통해 코성형수술 전문가로 소문난 서울 신사동의 한 성형외과 김모(43) 원장을 찾았다. 약간 휜 콧날을 오똑하게 세우는 수술을 받기 위해서였다. 김씨는 두 차례 수술을 받았지만 결과가 마음에 들지 않았고 세 번째 수술 뒤에는 염증과 코끝이 뭉그러지는 부작용까지 생겼다. 나중에 김 원장이 성형외과가 아닌 이비인후과 전문의인 사실까지 알게 된 권씨는 "이비인후과 전문의인 김 원장이 성형수술을 해 피해를 봤다"며 소송을 냈다. 사건을 심리한 서울중앙지법 민사18부(부장 조휴옥)는 "원장이 직접 환자에게 수술의 효과·부작용에 대해 충분히 설명하지 않은 책임이 인정된다"고 밝혔다. 다만 "김 원장 스스로 권씨에게 '코성형 전문의'라고 드러내 속인 적은 없다"며 책임을 인정하지 않았다.

(중앙일보)입력 2013.06.08 01:10 / 수정 2013.06.08 01:13

안전한 성형은 무엇인가요?

진료실에서 "필러로 5분 안에 코성형을 할 수 있는데…", "L자 실리콘을 사용하면 30분 만에 오뚝한 코를 얻을 수 있는데….", "왜 굳이 연골을 떼고 고생하면서 장시간의 수술을 해야 하나요? 짧은 시간에 간단하게 하는 것이 환자에게 더 좋은 것 아닌가요?"라는 질문들을 받곤 합니다. 한편 동료 의사들의 광고를 보면 서로 경쟁적으로 '메스가 필요 없는 비수술적 방법'이라며 자기만의 새로운 수술 방법에 대해 목소리를 높이기도 합니다. 이런 의견들은 코성형을 15년간 해온 저에게도 환자 중심의 착한 코성형이란 무엇인가에 대해 고민하게 만듭니다. "간단히 끝나고 결과가 좋다는데… 배우기도 쉽고… 환자를 위해 나도 그 방법을 써야 하는 것 아닌가?" 성형수술을 가볍게 보는 환자들의 의식도 일조합니다. "눈, 코성형은 수술 축에도 못 낀다." "코는 세 번은 해야 만족할만한 결과가 나온다."며 성형에 대해 너무 쉽게 생각하고 있습니다. 하지만 진짜 그럴까요? 코성형은 만만하게 생각하면 큰 코 다치는 어려운 수술입니다. 잘못된 코성형의 대명사가 되었던 세계적인 미국 가수를 포함해서 우리가 잘 아는 유명인들의 사례가 그 증거입니다. 세상 모든 일에 꼭 지켜야만 하는 원칙이 있는 것처럼 코성형에도 피할 수 없는 원칙이 있습니다. 오래 가고 아름다운 결과를 얻기 위해선 생물학적 법칙을 따라야 한다는 것입니다. 필러는 5분 안에 끝나지만 6개월이면 흡수되고 생물학적 법칙을 위반하는 경우 돌이킬 수 없는 재앙을 초래할 수 있습니다. 간단했던 5분이 어떤 분에겐 돌이킬 수 없는 평생이 됩니다.

이런 재앙을 피하려면 다음의 원칙을 지켜야 합니다.

A. 좋은 재료를 써야 합니다.

코성형에서 가장 좋은 재료는 자가연골입니다. 코끝을 높이는 경우처럼 피부에 긴장을 주거나 힘을 받는 부위에는 꼭 자가연골을 써야 합니다. 자가연골이란 본인 몸에서 채취된 연골을 뜻합니다. 본인 몸에서 채취된 만큼 이물 반응이 없다는 것이 가장 큰 장점입니다. 코성형에 사용되는 자가연골은 주로 귀 연골, 비중격 연골이 사용되며, 강력한 지지가 필요한 경우에는 갈비연골을 채취해 사용합니다. 비중격 연골은 코성형 시 시행하는 절개 이외에 별도의 절개만으로 채취하며, 귀 연골은 채취가 비교적 어렵지 않지만 비중격 연골과 달리 구부러진 형태로 채취됩니다. 많은 양의 연골을 얻어야 하는 경우 갈비연골을 채취합니다. 채취 시 가슴에 흉터나 기흉이 발생할 가능성이 있으나, 숙련된 의사에서는 합병증의 발생률이 매우 낮습니다.

B. 수술 후 회복과정에서 일어나는 상처수축을 극복할 수 있도록 튼튼한 구조를 만들어야 합니다.

처음 6개월은 멀쩡해 보였던 코 모양이 1년, 3년이 지나면서 찌그러지거나 코끝의 높이가 다시 낮아지는 것은 술 후 생기는 상처 수축력을 극복할 만큼 단단한 구조를 만들지 못했기 때문입니다. 적절한 자가연골 이식으로 튼튼하게 집을 짓는 것은 장기적으로 좋은 결과를 얻기 위해 지켜야 할 원칙입니다. 골격을 다루는 일은 이비인후과에서 잘 할 수 있는 술기입니다. 좋은 재료를 사용하여 튼튼하게 집을 짓는 일, 안전한 코성형을 위한 시작입니다.

이비인후과 성형만의 특별한 점이 있나요?

이비인후과에서는 좋은 코 모양과 함께 숨쉬기 편한 코를 만들고자 합니다. 모양을 위해서 호흡기능을 무시하고 과도하게 코를 좁히는 미용적 코성형은 부자연스러운 결과를 초래하고 결국에는 변형이 생겨서 재수술을 해야 하는 경우가 많습니다.

코가 막히는 부분은 비강기도의 앞쪽이나 뒤쪽 중 어디일까요? 일반상식과는 다르게 코 안쪽이 아니고 콧대가 솟아있는 코 바깥쪽에서 코가 막히게 됩니다.

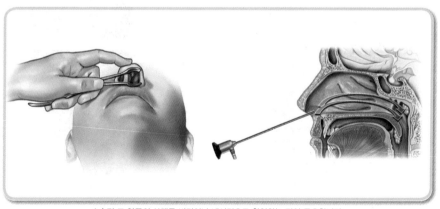

수술전 코 안쪽의 상태를 비경이나 내시경으로 확인하는 것이 중요합니다.

"코의 내부구조와 코의 외형은 하나"입니다. 여기에는 코의 구조상 당연한 이유가 있습니다. 코의 외형을 이루는 동일한 연골 구조를 보면 실제 하나의 구조가 코의 외형과 호흡기능을 모두 담당하고 있습니다. 이렇게 비밸브와 외비 모양은 하나의 구조이므로 모든 코성형은 코의 호흡기능에 영향을 미치게 됩니다. 하지만 외관상 예쁜 모양만을 위해, 호흡기능을 무시하고 과도하게 코를 좁히는 미용적 코성형은 부자연스러운 결과를 초래하고 결국에는 변형이 생겨 재수술을 해야 하는 경우가 발생합니다. 이비인후과에서는 '잘생기고 반듯한 코가 숨도 잘 쉰다'라는 원칙하에 기능적 측면을 중시하여 코의 기능과 모양이 동시에 좋아지는 "기능적 코성형"을 추구합니다.

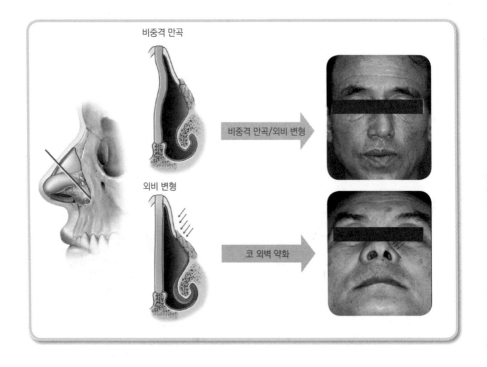

아름다운 코의 기준은 무엇인가요?

얼굴의 중앙에 위치한 코는 사람의 인상에 결정적인 영향을 미치는 부위입니다. 코가 달라지면 얼굴의 분위기가 바뀐다는 말은 인상을 결정짓는 데 있어서 코의 중요성이 크다는 것을 의미합니다. 반듯하고 오똑한 코는 이지적이고 우아한 느낌을 주게 되지만, 지나치게 낮거나 넓은 코를 가진 경우 어리거나 촌스러워 보이는 경우가 많습니다.

얼굴의 비율

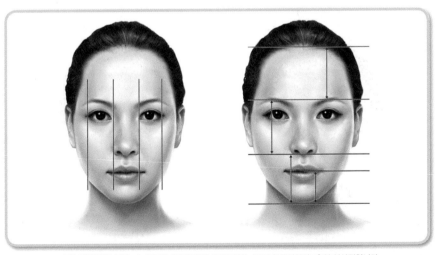

코폭은 전체 얼굴 폭의 1/5 정도가 이상적이며 코의 길이는 전체 얼굴길이의 1/3이 이상적입니다.

수술 후 원하는 코 모양을 정하는 데는 환자의 신장, 얼굴 크기 등에 따라 보편적인 기준이 있으나 입의 크기, 미간 간격, 이마와 입술의 돌출 정도 등 개인이 가지는 해부학적 요인들에 어울리게 목표치를 정하게 됩니다.

A. 정면에서의 코

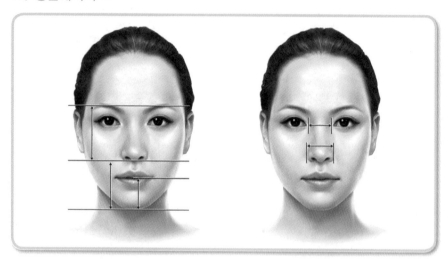

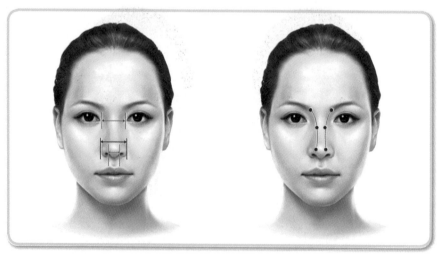

B. 측면에서의 코

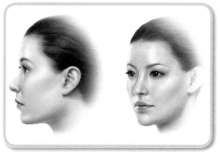
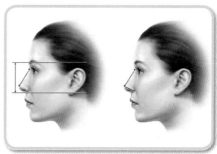

남성 코의 미적기준

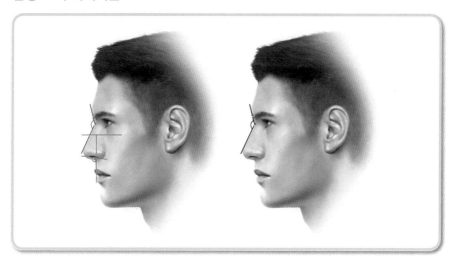

　남자와 여자의 코성형 방법이 따로 있지는 않지만 남자의 경우 여성과는 달리 측면에서는 직선적이고 정면에서는 코폭이 다소 있는 강인한 느낌을 갖게 해야 합니다. 여성에 비해 콧대는 더 넓고 곧으며 옆에서 보았을 때 직선 스타일에 코 끝이 덜 들린 모양이 남성에게 잘 어울립니다.

1. 수술 전 주의사항
   - 고혈압, 당뇨, 심장병, 갑상선질환 등 전신질환이 있는 경우 의료진에게 알린다.
   - 아스피린 등 항응고제 복용을 중단해야 한다.
   - 생리기간에는 수술을 피하는 것이 좋다.
   - 최소 수술 1주 전부터 금연한다.
   - 심리적으로 안정을 취한다.

2. 수술 후 주의사항
   - 평소와 같은 방법으로 세수해서는 안 되며 수건에 물을 적셔 닦아낸다.
   - 상의를 입고 벗을 때 수술부위를 건드리지 않도록, 앞단추가 있는 상의를 착용한다.
   - 수술 후 코에 붙여 둔 테이프와 보호대는 절대 스스로 제거하지 않는다.
   - 얼음찜질로 부기를 낮춘다.
   - 약 1달가량은 안경착용, 격렬한 운동, 사우나는 피한다.
   - 수분을 많이 섭취한다.
   - 병원에서 처방받은 항생제와 소염진통제를 빠짐없이 복용한다.

수술 전
준비는 어떻게 해야 하나요?

스스로 원하는 정도의 높이와 코 모양을 전문의와 충분히 상담해야 합니다. 극히 드물지만 일부 수익에만 급급한 병원에서는 모든 환자에게 똑같은 수술법을 적용해 공장처럼 찍어냅니다. 하지만 환자가 갖고 있는 코질환, 복용하고 있는 약품, 현재 겪고 있는 불편함 등이 모두 다르기 때문에 똑같은 방법과 목표를 가지고 수술을 진행한다는 것은 바람직하지 못한 결과를 가져 올 수밖에 없습니다. 특히 환자 본인도 모르는 비중격 만곡에 의한 휜 코, 코끝 비대칭, 선천적 안면 비대칭 등이 있을 수 있어 술자나 환자 모두 이러한 점들을 충분히 인지하고 교정해야 합니다. 수술 전 상담과정을 통해 구체적인 목표치가 결정 됐다면, 수술 전 사진을 분석하면서 바람직한 코 시작점의 위치, 콧등 높이, 코끝의 높이와 들림 정도, 코끝 기둥과 입술의 각도 및 형태, 콧볼의 너비 등에 대해 보다 세부적인 목표를 환자와 함께 정합니다.

수술 전 필수 상담내용

- 환자의 해부학적 한계
- 환자가 이식물(연골)을 얻을 수 있는 정도의 한계
- 합병증과 상처치유 지연 가능성
- 현실적인 수술목표점

Q5

비(非)절개 방법이 가장 좋은 수술인가요?

코성형 수술의 절개 방법은 크게 개방형과 비개방형으로 나뉩니다. 개방형은 양측 코 속의 점막뿐만 아니라 코기둥 앞 피부에 절개를 가하여 절개부위가 밖으로 보이는 절개법을 의미하고 비개방형은 코 속의 점막에만 절개를 가하는 것을 의미합니다. 개방형은 피부 절개에 따른 흉터를 남길 가능성이 있지만 비개방형에 비해 절개선이 더 추가된 만큼 넓은 시야를 확보할 수 있어 복잡한 수술이 용이합니다. 비개방형은 비록 시야는 좁지만 피부에 흉터가 발생될 가능성이 없다는 장점을 가지고 있습니다. 그러므로 반드시 어느 방법이 좋다기보다는 환자의 상태에 따라서 유리한 절개 방법을 선택하는 것이 중요합니다.

코 모양에 따른
코성형 방법에는 무엇이 있나요?

뭉툭하고 낮은 코모양의 원인이 되는 약한 연골구조, 두꺼운 피부 등 서양인과 다른 해부학적 차이로 수술방법의 강조점이 달라지며 다양한 연골이식으로 튼튼한 구조를 만들고 작거나 짧은 코를 확대하는 것이 한국인 코성형의 근간이 됩니다.

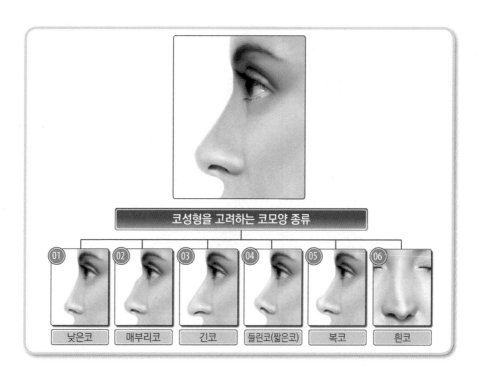

코성형을 고려하는 코모양 종류

01 낮은코　02 매부리코　03 긴코　04 들린코(짧은코)　05 복코　06 휜코

1. 융비술

융비술이란 콧등을 높이는 수술을 의미하며, 가장 많이 시행되는 코수술입니다. 높은 콧대는 얼굴의 입체감을 부각시켜 세련되고 매력적으로 보이게 합니다. 이와는 반대로 낮은 코는 상대적으로 입이 돌출된 것처럼 보이게 하며, 미간을 넓어 보이게 합니다. 이런 이유로 코를 높이는 융비술을 시행하는 것입니다. 하지만 무작정 콧등이 높다고 멋진 코가 되는 것은 아닙니다. 콧등이 시작되는 지점은 눈을 떴을 때 쌍꺼풀이 생기는 부위로 설정하는 것이 이상적입니다. 콧등을 높일 때는 여러 재료들이 사용되며, 자가연골, 자가뼈 등 본인 몸에서 채취 가능한 것들을 비롯하여, 실리콘, 고어텍스 혹은 인조피부 등을 이용하기도 합니다. 환자의 상태에 따라, 술자의 기호에 따라 재료들이 결정됩니다.

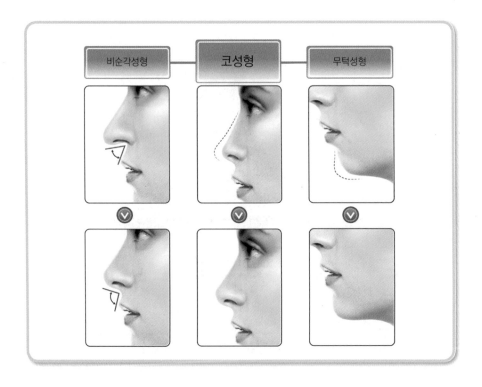

2. 코끝 수술

주먹코처럼 뭉툭하고 퍼진 코끝을 뾰족하게 만들거나 매부리코처럼 아래로 처진 코끝을 올리는 것과 같이 코끝 모양을 교정하는 수술을 코끝교정술이라고 합니다. 코끝 모양을 교정하기 위해서는 기본적으로 코끝연골(하외측연골)에 대한 해부학적 지식이 요구됩니다. 백인의 경우에는 코끝 연골이 높게 서 있기 때문에 높은 코끝이 되며, 동양인이나 흑인의 경우에는 코의 연골이 낮게 누워있어 펑퍼짐하고 뭉툭한 코가 되는 것입니다. 동양인의 코끝의 모양을 변화시키기 위해서는 단순히 보형물로 코끝을 높이는 것이 아니라, 낮게 누워있는 코끝연골을 세워주는 작업이 반드시 필요합니다. 코끝연골의 위치나 형태를 교정하게 되면 콧구멍의 모양도 교정이 가능하다는 장점이 있습니다. 시대와 문화에 따라 원하는 코끝 모양에는 차이가 있습니다. 흔히 복코로 불리는 펑퍼짐한 코의 경우 선조들은 복을 가져온다고 생각했지만, 현대사회에서는 미적으로 각광을 받지 못하고 있습

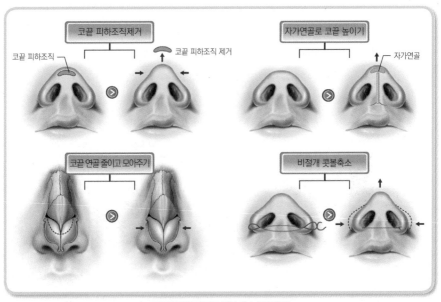

코끝성형의 방법 및 콧볼 축소술의 방법

니다. 코끝 연골이 작고 약한 동양인들에게 흔히 나타나는 코끝 형태로, 주로 둔한 인상을 주게 됩니다. 복코를 개선하기 위해서는 코끝연골에 연골을 추가로 이식하여 보강해 주고 위치를 변경하여 코끝을 높이는 동시에 코 길이를 길게 해줘야 합니다. 이때 실리콘이나 고어텍스 등 인공 이식물질을 사용할 수도 있지만, 압력을 많이 받는 부위인 만큼 자가연골(비중격연골 혹은 갈비연골)을 사용하는 것이 가장 적합합니다.

3. 매부리코의 교정술

매부리코는 고집 센 인상을 주며, 노안의 원인이 되기도 하므로 가급적 교정하는 것이 좋겠습니다. 비단 미용적인 점뿐만 아니라 코 내부가 함께 휘어져 비염과 축농증이 동반되는 경우도 있으므로, 기능적인 측면까지 고려한 성형이 필요합니다. 서양인의 매부리코는 코 가운데 솟아 있는 코뼈와 비중격의 높이가 높은 것이 그 원인이나, 동양인의 경우에는 코끝이나 코의 시작점 높이가 상대적으로 중간 부위보다 낮아 매부리코처럼 보이는 경우가 대부분입니다. 원인이 다른 만큼 매부리코의 교정 수술 방법 또한 제각각 다릅니다. 매부리코는 보통 튀어나온 부분을 깎아내거나 보형물을 튀어나온 것에 맞춰 깎아 콧등의 형태를 교정하는 방법을 사용합니다. 서양인과 같이 코의 중간 부분이 높은 경우에는 높게 돌출된 부

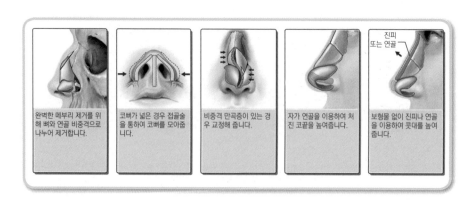

완벽한 매부리 제거를 위해 뼈와 연골 비중격으로 나누어 제거합니다.

코뼈가 넓은 경우 접골술을 통하여 코뼈를 모아줍니다.

비중격 만곡증이 있는 경우 교정해 줍니다.

자가 연골을 이용하여 처진 코끝을 높여줍니다.

보형물 없이 진피나 연골을 이용하여 콧대를 높여줍니다.

위를 낮춰 주는 수술을 해야 합니다. 이에 반해 코끝과 코의 맨 윗부분이 코의 중간부위에 비해 상대적으로 낮아 매부리코처럼 보이는 경우에는 돌출 부위를 깎는 것도 필요하지만, 코끝 수술을 통해 코끝을 높여주는 동시에 코의 윗부분을 융비술을 이용해 높여 주어야 합니다. 자칫 튀어나온 부분을 많이 깎아내게 되면 코 모양을 교정하는 데 더 어려움을 겪을 수 있는 만큼 일반적인 코성형보다 정교하고 세밀한 수술 계획이 필요합니다.

4. 휜 코 교정술

코가 휘어지게 되는 원인에는 여러 가지가 있습니다. 코뼈 골절 등 외상에 의해 휘어진 경우가 있으며, 코성형 수술 후 보형물이 잘못 삽입되면 휘어지는 경우가 있습니다. 이에 반해 실제로 코는 휘어지지 않았으나 얼굴 좌우가 심한 비대칭을 보이는 경우 코가 휘어져 보이게 됩니다. 전자의 경우에는 코뼈와 비중격을 바로 펴는 수술을 시행하거나 휘어진 보형물을 교체하면 문제가 해결되겠지만, 얼굴 비대칭에 의한 경우에는 코성형만으로는 휘어져 보이는 코를 교정하기가 쉽지 않습니다. 또한 수술 전 얼굴 비대칭이 있었지만 인지하지 못하다가, 코성형 수술로 인해 코가 높아지게 되면서 얼굴의 비대칭이 도드라져 보이게 되면서 코가 휘어 보여 수술에 문제가 있는 것으로 오해하는 경우도 있습니다.

5. 들창코 교정술

들창코는 코끝이 위로 들려 얼굴을 전면에서 바라보았을 때 콧구멍이 많이 보이게 되는 상태를 의미합니다. 그 원인으로는 코의 외형을 구성하는 코뼈, 비중격 연골과 코끝연골이 작고 약하며, 전체적인 코의 피부 및 조직이 부족하여 발생됩니다. 이를 해결하기 위해서는 부족한 조직을 늘려주는 것이 핵심입니다. 비중격이나 연골과 같은 골격구조들은 이식물을 이용하여 보강하거나 부피를 늘릴 수 있지만, 이를 덮게 될 피부 조직은 한계가 있어 환자가 원하는 만큼의 미용적인 결과를 낳지 못하는 경우도 있습니다. 특히 일차 수술로 인해 구축성 반흔이 형성된 경우에는 피부 조직이 더욱 제한되어 있어 좋은 결과를 얻기 어렵습니다.

6. 화살코 교정술

화살코는 코끝은 뾰족하게 아래로 향하고 코 날개는 위쪽으로 올라가 있어 마치 화살표처럼 보이는 코를 의미합니다. 화살코는 자칫 인상이 너무 날카로운 느낌을 주어 신경질적인 사람으로 오해를 받기가 쉽습니다. 코끝과 코기둥이 아래로 쳐져 발생되는 모양으로 자가연골 이식이나 여러 가지 봉합 방법을 이용하여 처진 부분을 위로 올려주는 수술로 교정할 수 있습니다.

7. 기타 수술

1) 콧날개 축소술

콧날개 축소술은 펑퍼짐하게 옆으로 퍼진 콧날개를 좁히는 술식을 의미합니다. 콧날개 바깥 피부와 연조직 부분을 잘라내거나, 코 안 절개를 통하여 콧날개를 안쪽으로 모아 위치를 변형시키는 수술을 시행하게 됩니다.

2) 조롱박입구 융기술(귀족수술)

코 주변 뼈의 성장이 미숙하면 코 주위가 함몰되어, 상대적으로 광대뼈와 입, 턱이 튀어나와 보이게 됩니다. 이럴 경우에는 코를 받쳐주는 코 바닥 전체를 올려주는 수술을 하게 되며, 이를 조롱박입구 융기술이라고 합니다. 수술 후 풍기는 인상이 훨씬 세련돼 보여서 일명 '귀족 수술'로 불리기도 합니다. 수술은 코 바닥 혹은 입 안 절개를 통해서 자가연골, 뼈, 자가진피 지방 혹은 실리콘, 고어텍스 등을 삽입하여 코 옆 함몰 부위를 튀어나오게 합니다.

이식물로 인한 감염이 발생되면
치료는 어떻게 하나요?

코성형 수술 후 발생한 염증 혹은 인공이식물(고어텍스, 실리콘)에 대해 감염이 생기는 경우가 있습니다. 일과성 염증반응의 경우에는 항생제, 소염제 등 적시의 초기치료로 호전될 수 있지만, 분명한 감염이나 이물반응의 경우에는 이식물을 제거해야만 문제를 해결할 수 있습니다. 감염은 수술 후 대개 2주 이내에 발생되며 코 피부가 붉어지며 붓고, 통증이 심해지게 됩니다. 간혹 수술 후 지연성 감염이 발생되는 경우도 있습니다. 수술 후 문제가 없다가 이후 코가 붓거나 통증이 새롭게 발생된 경우 지연성 감염을 의심해 볼 수 있겠습니다. 이식물 제거 후에는 바로 재수술을 시행하는 것이 아니라 6개월가량 지난 후 새로운 이식물의 삽입을 고려하는 것이 좋습니다.

코 성형 시 삽입되는 보형물

- 자가 연골 이외의 자가 조직: 자가진피, 자가진피지방, 자가뼈
- 동종이식물: 피부, 갈비연골, 동물조직
- 인공보형물: 실리콘, 고어텍스, 메드포어

재수술은 몇 번까지 가능한가요?

재수술을 받을수록 반흔성 구축이 일어날 가능성이 높기 때문에, 재수술은 받지 않는 것이 가장 좋습니다. 즉, "몇 번까지 안전하다"라는 질문보다는 "어떻게 하면 추가적인 재수술을 막을 수 있을까?"라는 질문이 더 현명한 질문이 될 것입니다. 재수술 전 세밀한 분석을 통해서 환자가 가진 문제점을 정확히 파악하고, 충분한 상담을 통해 환자가 원하는 코 모양을 만드는 것이 재수술로 가능한지 상의해야 합니다. 또한 수술에 필요한 재료(이식물)에 대해 치밀히 준비해서 추가 수술이 필요치 않게 하는 것이 가장 중요합니다. 이를 위해 환자 자신도 이전 수술에 대한 충분한 정보를 의사에게 제공해야 합니다.

재수술을 고려해야 하는 경우

- 모양이 불만족
- 휘어 보이는 콧대
- 얇아진 피부로 인한 홍조
- 고정되지 않은 보형물
- 염증 혹은 거부반응
- 구축현상

+ 나오며

코의 기능과 모양은 하나입니다. 기능적인 면을 무시한 코성형은 절대 성공한 수술이 아닙니다. 병원을 선택할 때는 안전한 재료를 선택하는지, 환자를 위한 충분한 상담이 이뤄지는지에 대해 확인하는 것이 중요합니다. 이비인후과 코성형 전문의들은 건강하고 아름다운 코를 만들기 위해 끊임없이 연구하고 있습니다.

PART

13

후각

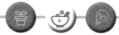

✛ 들어가며

'감기 한 번 걸렸을 뿐인데 냄새를 전혀 못 맡게 될 줄이야...'

감기만 나으면 후각은 자연스럽게 돌아올 것이라 생각하고 신경 쓰지 않았는데 감기 기운이 사라진 후에도 후각이 회복되지 않습니다. 냄새뿐만 아니라 음식을 먹어도 맛을 느끼지 못해 걱정입니다. 삼시 세끼 요리를 해야 하는 주부인데 간을 맞추기도 어려워서 가족들의 원성까지 들어야 합니다. 타는 냄새를 못 맡아 태운 냄비만도 몇 개째인지 모릅니다. 집까지 홀랑 태우지 않은 걸 다행으로 생각해야 하는 건지... 예전에 명석하다는 소리 꽤나 듣고 살았건만 바보가 된 느낌에 갱년기 우울증이 더 심해지는 것 같습니다. 차라리 팔이나 다리가 부러졌으면 다른 사람 동정이라도 받을 텐데 보기엔 멀쩡하여 꾀병환자 취급에 더 서럽습니다.

감기 이후 후각기능이 돌아오지 않을 때 어떻게 해야 하나요?

같은 시기에 감기를 앓아도 쉽게 회복되는 사람이 있는 반면, 후각장애를 심하게 앓는 사람이 있습니다. 후각장애를 겪는 원인은 감기바이러스로 인한 신경손상 때문입니다. 후각에 불편함을 느껴 방문하는 환자 중 18~45%는 상기도 감염이라는 병명을 진단받습니다. 감기 후 후각이 돌아오지 않으면 반드시 이비인후과를 방문하여 정밀 검사를 받아야 합니다. 내시경 검사를 통해 코점막 상태와 콧물의 점도와 색깔을 관찰하고, 후각점막이 분포하는 후열부위가 잘 개방되어 있는지 확인합니다. 부비동염 등 이상이 의심되는 경우 영상촬영을 해 볼 수 있습니다. 후각이상의 정확한 진단과 심한 정도를 알아보기 위해 후각검사를 시행합니다. 후각 검사 방법은 병원마다 차이가 있으며, 최근에는 한국인에 맞는 냄새 물질로 검사하는 한국형 후각 검사법이 많이 사용되고 있습니다. 냄새와 맛은 전혀 다른 감각이라고 생각하기 쉽지만 우리가 맛이라고 느끼는 감각의 80~90%는 실제로는 냄새에 의한 것입니다. 미각은 단순해서 단맛, 짠맛, 신맛, 쓴맛, 감칠맛의 5가지 기본 맛만 구분할 수 있는 데 반해 후각은 수만 가지의 서로 다른 냄새를 구분할 수 있습니다. 후각을 잃은 사람은 사과즙이나 설탕물이 똑같이 달게만 느껴지고, 커피나 한약은 같은 쓴물로 느끼지 서로 구분을 할 수 없습니다. 미각을 잃었다고 병원을 찾아오는 환자를 검사해보면 미각은 정상이고 후각이 떨어진 경우가 가장 많습니다. 상기도 감염 후에 발생한 후각 장애를 치료하기 위해 여러 가지 약물치료를 시도하고 있지만 단기간에 회복시킬 수 있는 특효약은 없는 상황입니다. 정도의 차이는 있지만 환자의 약 2/3 정도가 3~12개월의 시간 동안 자연적으로 정상회복된다는 통계가 있습니다. 최근에는 후각훈련을 통한 후각신경 자극 방법이 시도되고 있으며, 이 방법은 감기 후 발생한 후각 장애에 특히 효과가 좋은 것으로 알려져 있습니다.

물혹이 동반된
축농증이 후각에 영향을 미치나요?

▬ 사례 ▬

평소 코가 잘 막히고 냄새를 못 맡아 병원에 방문했더니 물혹이 동반된 축농증이라는 진단을 받았습니다. 수술이 필요하다고 하는데 수술을 받으면 냄새를 잘 맡을 수 있나요?

부비동염 환자에게 물혹이 발견되는 경우가 종종 있습니다. 물혹이 있으면 코막힘이 심해질 뿐만 아니라 후열을 막아 후각 장애를 일으키게 됩니다. 후각 장애로 병원을 방문하는 환자의 15% 이상이 비부비동염 때문이라고 알려져 있습니다. 후각 장애를 일으키는 많은 원인들 중에서 부비동염으로 인한 경우가 치료법이 확실하고 회복률이 가장 높은 편입니다. 그러나 만성적인 염증과 함께 후열로 통하는 공기 흐름이 끊긴 채 오랜 시간이 지나면 후각세포가 분포하는 점막의 변성과 퇴화가 발생하는데, 이것이 내시경 수술 후 후각기능이 회복되지 않는 원인으로 작용합니다. 그러므로 물혹을 동반한 부비동염은 후각신경이 손상되기 전 조기치료를 받는 것이 가장 좋습니다.

Q3

머리에 외부충격을 받으면 후각에도 영향이 있나요?

후각 장애를 앓는 환자의 약 15% 정도는 머리를 다친 후에 발생합니다. 큰 교통사고로 뇌수술을 해야 하는 경우에도 생기지만 가벼운 뇌진탕 후에도 발생할 수 있습니다. 외상 후에 발생한 후각 장애는 다른 원인에 의한 경우보다 정도가 심하게 나타나는 경우가 많습니다. 안타깝게도 회복률도 다른 원인보다 낮은 편입니다. 연구에 따라 다르나 약 10~30% 정도만이 회복되는 것으로 알려져 있고 회복에 오랜 시간이 필요합니다. 뚜렷한 효과를 내는 치료는 아직 없는 것으로 알려져 있습니다.

냄새를 못 맡게 되는 원인

- 주요원인: 폐쇄성 비부비동 질환, 상기도감염, 두부외상
- 기타원인: 원인불명, 화학적 손상, 노화, 내분비대사이상, 신경퇴행성 질환, 종양, 선천성 이상, 정신질환

Q4

노년기 갑작스레 찾아온 후각장애, 치료법이 있을까요?

고령에서 후각 장애가 특별한 원인이나 계기 없이 발생했을 때, 우선 코 쪽의 진찰과 영상촬영을 통하여 이상이 없는 것을 확인하고 나면 뇌 쪽의 이상 여부가 없는지 확인해야 합니다. 알츠하이머병이나 파킨슨병 같은 신경퇴행성 질환을 보이는 환자들이 치매나 운동장애보다 후각장애가 조기증상으로 나타날 수 있기 때문에 의심되는 경우 신경과 진찰과 인지검사가 필요할 수 있습니다. 부신피질 호르몬 제제를 써볼 수 있으나 일부에서만 효과를 볼 수 있습니다. 또 후각재활훈련도 부작용이 없으므로 해볼 만하지만 효과는 아직 증명되지 않았습니다.

후각장애를 겪을 때의 주의사항

1. 요리할 때 계량컵, 계량스푼을 이용하는 습관을 들인다.
2. 음식의 유통기한을 확인하고 조리한 날짜를 기록해둔다.
3. 혼자 있을 때는 가능하면 불사용을 하지 말고, 만약 하게 되면 자리를 뜨지 않는다.
4. 가스 누출 경보기, 화재경보기를 설치하고, 주기적으로 작동 여부를 점검한다.
5. 화장품이나 향수를 과도하게 사용하지 않도록 주의한다.
6. 후각장애가 치매질환과 연관되어 있으므로, 건망증이 심해질 경우 신경퇴행성 질환 정밀검사를 받아본다.

✚ 나오며

냄새를 전혀 못 맡는 후각소실 환자는 전체 인구의 5%로 추정될 만큼 비교적 흔한 병입니다. 후각 기능이 조금 떨어진 후각 저하증까지 합하면 전인구의 16%를 차지한다고 알려져 있고, 50세 이상 에서는 네 명 중 한 명꼴로 추산됩니다. 후각소실은 초기 치료가 중요한 만큼 냄새를 맡는 감각이 예전과 다르다고 느껴진다면, 서둘러 이비인후과 진료를 받아야 합니다.

PART

14

종양

✚ 들어가며

예전엔 잘 느끼지 못했는데 한쪽 코가 왜 이리도 막히는지 모르겠습니다. 요즘은 두통까지 생겨 밤잠도 설칩니다. 코에서는 피 묻은 딱지가 자꾸만 생기는 게 여간 성가신 게 아닙니다. 단순한 비염일거라 생각하며 가까운 의원에서 감기약만 처방받아 먹고 있다가 잘 낫지 않아서 이비인후과를 방문하여 진료를 보았더니, 암이 의심된다는 청천벽력 같은 소리를 듣게 됩니다. 떨리는 마음으로 여러 검사를 받고 수술을 받기로 결정하고, 악성인지 여부는 수술로 종양을 제거한 뒤 조직검사 결과를 보아야 알 수 있다고 하였습니다. 악성의 가능성은 낮아 보인다고 의사선생님은 나를 안심시켜 주었지만 5년 전 폐암으로 돌아가신 아버지를 떠올리며 혹시나 나쁜 암일지도 모른다는 걱정으로 하루하루를 보냈습니다. 드디어 수술날. 차갑고 딱딱한 수술대 위로 옮겨 누웠고, 마취약에 의해 이내 잠에 빠져들었습니다. 동굴 속을 한참 걸어가다가 먼 곳 에서 밝은 빛이 새어 나왔고 그곳 너머에서 누군가 나의 이름을 불러 주었고, 수술이 무사히 끝났습니다. 2주일이 흘렀고, 아내의 손을 꼭 잡고 조심스럽게 진료실 문을 열고 들어갔습니다. "양성입니다. 이제 안심하시고요, 병원에 정기적으로 치료받으러 오시면 되겠습니다. 고생하셨어요."

악성종양과 암의 차이는 무엇인가요?

코 안에 생기는 암은 크게 양성종양과 악성종양으로 나눌 수 있습니다. 양성종양은 비교적 서서히 성장하면서 전이를 일으키지 않고 수술적 치료가 가능합니다. 코 안에 생기는 대표적인 양성종양에는 반전성 유두종, 혈관섬유종, 혈관종, 골종 등이 있습니다. 악성 종양은 성장이 매우 빠르고 주변 조직 혹은 신체 내 여러 부위에 전이를 일으켜 생명에 위험을 일으키는 종양을 말합니다. 암이라 함은 일반적으로 악성 종양이라고 생각하면 됩니다. 이에는 편평상피암종, 선암종, 선양낭성암, 후각신경모 세포종, 육종, 비인강암 등이 있으며, 악성 림프종이 코에서 발병하는 경우도 있습니다. 또한 피부에 생기는 것으로 알려져 있는 악성 흑색종은 코 안에서 자라기도 합니다. 악성 종양으로 진단될 경우 전이된 곳은 없는지 반드시 확인해야 하며, 수술적 치료로 제거가 어렵거나 악성 종양의 병기가 진행됐을 경우 항암 약물치료나 방사선 치료를 추가로 시행하기도 합니다.

증상

코 안쪽 공간은 생각하는 것보다 넓다. 그래서 종양이 넓은 공간을 다 채워, 크기가 매우 커지고 난 뒤에야 증상이 생겨 병원을 찾은 후에 종양이 존재하는 것이 발견되는 경우가 많다.

반전성 유두종은 어떤 질환인가요?

반전성 유두종은 코 안에 비교적 흔하게 발생되는 양성종양입니다. 이의 발생원인은 아직까지 명확하지 밝혀지지 않았습니다. 대부분 성인에게 발생하며 간혹 소아에서도 생기는 경우가 있습니다. 대부분의 환자들은 물혹이나 축농증으로 예상되어 병원을 찾는 경우가 많지만, 내시경 검사에서 일반적인 물혹보다는 다소 단단하고 출혈이 더 잘 되는 특징이 있어 조직학적 검사가 시행됩니다. 확진시 수술적 치료가 시행되고 수술 전에는 CT 검사가 필요하며 MRI 촬영이 추가되는 경우도 있습니다. 요즘에는 내시경을 이용한 치료로도 충분히 절제 가능하지만 종양의 크기가 큰 경우는 안면부 피부 절개 혹은 잇몸 부위 점막의 절개를 통

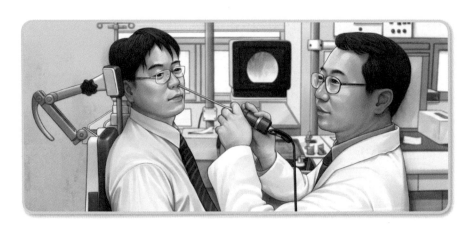

한 절제술이 필요한 경우도 있습니다. 다른 양성종양에 비해 수술이 잘 되었더라도 재발이 되는 경우가 다른 양성종양에 비해 많은데 이 경우 재수술을 통해서 제거를 하면 되므로 수술 후에도 꾸준히 정기적으로 처음 수술을 해준 선생님에게 검진을 받는 것은 조기에 재발을 알 수 있어 큰 도움이 됩니다. 또한, 수술 후 조직검사에서 약 10%의 경우 반전성 유두종 내에 악성 세포가 혼재되어 존재하거나 이후에 재발되었을 때 악성으로 전환이 되는 경우가 있으므로 치료 및 경과관찰에 있어서 특히 중요합니다.

+ 나오며

드물지만 코 안에도 종양이 생길 수 있습니다. 따라서 코에 불편함이 느껴진다면 혼자 고민하지 말고 조기에 검진받는 것이 중요합니다. 사람을 비롯한 대부분의 포유류 동물은 코를 통해서 호흡 합니다. 건강한 비강 호흡은 우리의 머리를 상쾌하게 해주고 감기 등 각종 호흡기 질환을 예방하는 효과도 있습니다. 소중한 우리의 코 건강을 지켜주세요.

PART

15

건강한 코 관리

✚ 들어가며

"아 상쾌하다!" 새벽 공기를 들이마시거나, 깨끗한 산속에서 숨을 쉴 때 사람들은 무심결에 이런 말을 하곤 합니다. 그렇다면 우리는 상쾌하다는 기분을 어떻게 느끼는 것일까요? 우리 몸에서 공기를 들이마시고 자연의 냄새를 감지할 수 있는 기관은 바로 코입니다. 여러 가지 원인에 의해 코가 막히면 코로 숨을 쉬지 못하게 되고 냄새도 맡을 수 없게 됩니다. 그렇다면 편안하게 숨을 쉬고 향기를 맡을 수 있도록 코 기능을 정상적으로 유지하기 위해서 우리는 어떠한 노력을 해야 할까요? 지금까지 "코건강에 소홀하지는 않으셨나요?" 지금부터라도 우리들의 코에게 미안함을 느끼고 건강한 코를 유지하기 위해 노력해 봅시다.

코가 막히고
목이 답답한 이유는 무엇인가요?

사람이 하루 동안 코를 통해 들이마시는 공기의 양은 상상을 초월할 정도로 많습니다. 개개인에 따라 차이는 있지만 보통 1~2만 리터에 달하는 양의 공기를 코를 통해 들이마시며, 이는 초당 약 100~200 ml의 공기가 끊임없이 코를 통과하고 있음을 의미합니다. 매초 작은 우유팩 하나 정도의 공기가 코를 통해 들어오고 있다는 것이 상상되십니까? 우리의 코는 하루 종일 쉬지 않고 들이마시는 공기를 가습·가열하고 있는 매우 바쁜 인체 기관입니다. 따라서 건조한 겨울철, 특히 난방으로 인해 실내습도가 낮아진 경우 코로 들어오는 공기가 매우 건조하여 코가 스스로 가습할 수 있는 적정범위를 넘어서게 됩니다. 이러한 경우 코 점막은 수분을 과도하게 빼앗겨 건조해지고, 이로 인해 코 안에 코딱지라고 불리는 가피가 발생하거나, 가피가 떨어질 때 코피가 날 수 있습니다. 이렇게 건조해진 코는 들이마신 공기를 가습하는 기능을 제대로 수행하지 못하기 때문에 목을 비롯한 호흡기가 건조해집니다. 건조한 방에서 자고 일어났을 때 아침에 코가 막히고 목이 답답한 경험을 한 적이 있을 것입니다. 바로 코가 건조해졌기 때문입니다.

코를 건조하지 않게 하는 방법은 무엇이 있나요?

건조한 계절에 코의 기능을 도와 건강한 코를 유지하기 위한 가장 손쉬운 방법은 가습기를 사용하는 것입니다. 코의 건강에 적합한 적절한 습도와 온도는 50~60%의 습도와 18~22도의 온도입니다. 습도가 60% 이상일 경우 코점막 수분 유지에는 도움이 될 수 있지만 높은 습도는 가장 흔한 알레르기 유발 항원인 집먼지진드기의 번식을 촉진시켜 알레르기 비염이 있는 환자의 증상을 악화시킬 수 있어 바람직하지 않습니다. 여름철이나 봄가을에는 실내 습도가 과도하게 낮아지는 경우가 드물지만 난방을 지속적으로 하는 겨울철 실내의 경우 습도가 30% 이하로 떨어질 수 있으며, 이렇게 낮은 습도가 지속될 경우 코로 들어온 공기를 충분하게 가습하기에는 코의 용량이 부족한 상태가 됩니다.

실내에 빨래 또는 젖은 수건을 걸어 놓아 자연 가습을 유도할 수도 있지만 빨래에서 기화되는 물의 양은 적정 습도를 유지하는 데 부족할 수 있어 가습기 사용을 추천합니다. 가장 중요한 원칙은 가습기에 대한 철저한 위생 관리입니다. '가습기 사용하는 것도 귀찮은데 가습기도 철저하게 관리하라니, 너무 무리한 요구를 하는 것 아닌가?'라고 생각할 수 있습니다. 하지만 밤낮없이 고생하는 우리들의 코를 위해 조금만 노력해주세요.

가습기의 종류

가습기는 크게 초음파식, 가열식, 복합식, 기화식으로 나눌 수 있다.

1. 초음파식 가습기

진동자를 이용하여 물을 공기 중으로 강제 분사하는 방식이다. 기화시키는 것이 아니라 물 자체의 입자를 작게 만들어 직접 분사하기 때문에 짧은 시간 동안 많은 양을 가습할 수 있는 장점이 있으며 가격이 상대적으로 저렴하다. 그러나 물에 세균 또는 곰팡이와 같은 병원체가 존재하는 경우 이러한 것들이 가습기를 통해 공기 중으로 함께 분사될 수 있기 때문에 가습기에 대한 철저한 위생 관리가 요구된다.

2. 가열식 가습기

물을 가열하여 공기 중으로 기화시키는 방식으로 물 안의 병원체를 공기 중으로 전달하지 않고 따뜻한 가습을 할 수 있다. 그러나 초음파식에 비해 시간당 가습량이 적고 가격이 비싸며 전기를 많이 소모한다.

3. 복합식 가습기

가열식 가습기와 초음파식 가습기의 원리를 병합한 복합식 가습기로 시중에 많이 나와 있다.

4. 기화식 가습기

가습용 필터판이 물을 흡수하고 이러한 수분이 기화되는 방식이다. 가열식 가습기와 같이 기화현상만을 통해 수증기로 가습되기 때문에 물 안의 오염물질이 공기 중으로 배출될 가능성이 낮다. 또한 실내 습도가 적정 습도에 도달하면 자연적으로 기화되지 않기 때문에 과도한 가습이 일어나지 않는다. 그러나 자연기화방식이기 때문에 실내가 매우 건조할 경우 충분한 습도를 올리기 어렵고 넓은 공간의 가습에 적합하지 않다. 각각의 방식에 따른 장단점이 확실하기 때문에 사용자의 여건 및 선호도에 따라 선택해서 사용해야 한다.

가습기 외에 도움 되는 것이 있을까요?

가습기를 사용하여 코로 흡입되는 공기의 습도를 높이는 것 이외에도 코에 직접 수분을 공급할 수 있습니다. 시중에는 코에 분무할 수 있는 다양한 형태의 생리식염수 제품이 나와 있습니다. 코 안에 가피가 많이 발생하나 코가 심하게 건조한 경우, 코에 직접 수분을 공급하여 점막 기능 회복을 도울 수 있습니다. 이러한 비강 보습제의 경우 사용 횟수나 용량에 제한 없이 필요에 따라 사용할 수 있으며 겨울철 가정에 상비해두고 사용하면 도움이 됩니다. 또한 코에 심한 가피가 발생한 경우 손으로 무리하게 제거하기보다는 비강 보습제를 분무하고 조금 기다린후 한쪽씩 조심스럽게 코를 풀어주면 손쉽게 제거할 수 있습니다. 보습제의 사용보다 적극적인 방법으로는 식염수를 이용한 코세척이 있습니다. 코세척은 코점막에 직접적으로 수분을 공급할 뿐 아니라 코 안의 병원균 및 분비물을 제거하는 효과도 있어 코 건강관리에 도움이 됩니다. 다만 너무 강한 압력으로 세척할 경우코 후방에서 귀로 연결되어 있는 이관을 따라 세척액이 역류할 수 있어 주의해야합니다. 코세척을 할 때 사용하는 물은 생리식염수를 사용하는 것이 바람직합니다. 일부에서 염분이 더 많이 들어 있는 높은 농도의(고장성) 식염수 등을 권하는경우도 있지만 효과에 대한 연구 결과가 충분하지 않고 오히려 점막에 손상을 줄수 있기 때문에 권장하지 않습니다.

가습기 관리법

1. 가습기의 물은 매일 갈아준다. 상온에 노출된 물은 병원균이 번식하기에 매우 좋은 환경이기 때문에 하루만 지나면 가습기 물통 안 세균 수가 기하급수적으로 증가한다. 따라서 날마다 물을 갈아주는 것이 좋으며 가장 이상적인 물은 끓여서 식힌 물이지만 그렇게까지 하기 어렵다면 수돗물을 이용해서라도 매일 갈아주도록 하자.
2. 가습기 물통은 매일 세척한다. 가습기 물을 교환할 때 물통도 함께 세척해서 세균번식을 막도록 하자.
3. 일주일에 2회는 진동자를 포함하여 각 부품을 분해하여 세척 후 반드시 건조시키는 과정이 필요하다.
4. 환기를 자주 한다. 초음파식 가습기를 사용하는 경우 공기 중으로 병원균 등이 퍼질 수 있기 때문에 자주 환기를 하는 것이 좋다.

Q4

코를 자주 파도 괜찮을까요?

코 안에서 가피(코딱지)가 가장 많이 발생하는 부분은 코사이막(비중격)의 앞 부분으로 손가락을 넣었을 때 닿는 부분입니다. 이 부분 점막이 매우 얇아 손가락 으로 자주 건드릴 경우 쉽게 손상될 수 있습니다. 또한 손상받은 점막을 통해 2차 감염이 발생할 수 있으며 가피를 제거하다가 코피가 나기도 합니다. 코피가 발생 하여 이비인후과에 방문하는 환자의 상당수가 코를 파다가 코피가 나서 내원한다 는 사실을 생각할 때 이러한 행동은 특히 주의해야 합니다. 따라서 코에 가피가 발생하였을 때는 위에서 설명한 것처럼 식염수를 넣어주고 시간이 경과한 뒤 부 드럽게 한쪽씩 풀어서 제거하는 것이 바람직합니다. 양쪽 코를 한꺼번에 무리하 게 푸는 경우 코 안의 압력이 과도하게 증가하며 코 안에 있는 병원균 등이 이관 을 통해 중이 내로 전파될 가능성도 있기 때문에 주의해야 합니다.

✚ 나오며

코는 우리 몸의 건강을 유지하는 데 매우 중요한 역할을 하는 것에 비해 큰 관심을 받지 못합니다. 그동안 주인의 무관심 속에서도 묵묵히 자기 역할을 수행해준 코에 감사하는 마음을 갖고 오늘부터라도 건강한 코를 유지하기 위해 노력해 보세요.